発達障害、うつサバイバーのバク@精神科医が明かす

生きづらいがラクになる

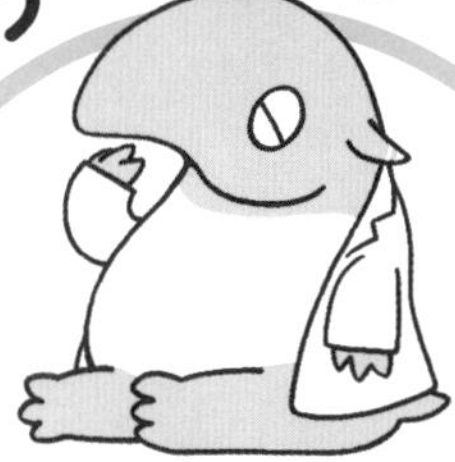

ゆるメンタル練習帳

そこそこ幸福に生きる40のコツ

バク@精神科医

ダイヤモンド社

はじめに

毎日、生きづらさを感じているあなたへ

本書を手に取ったあなたは、おそらく普段、何らかの悩みや不満、こうなればいいのにな、という「生きづらさ」を抱えておられるのだと思います。

会社に行っても、仕事が自分に向いていない気がする。
上司のこともそんなに尊敬できないし、ストレスも多い職場。
転職したいけど、何か特技があるわけでもない……。

でも、他の人みたいに楽しそうに日々暮らしたい。
皆みたいに、悩みのない生活を送りたい。
プライベートの生活だって、そんなに恵まれていない気がする。
周りの知り合いは皆、恋人がいたり、結婚したりして幸せそうな家庭をつくっている。
それなのに自分だけ相変わらず、何の代わり映えもしない毎日を送っている。

どうして、こんな人生になってしまったんだろう？

結婚したし子どももできた。子どもはある程度一人前になった。

そこでふと振り返ると、自分には何もない。

自分のこれまでの人生って一体何だったの？

などなど。


会社員の方、主婦の方、学生の方、高齢になって仕事を引退された方……。

私の診察室には、あらゆる立場の方が、日常にしんどさを感じて受診に来られます。

病気というほどでもない場合は、説明の上でお帰りいただきますが、なかには「うつ」とか、「適応障害」といった診断名となって、お薬が必要になる方もおられます。

対策なしのノーガードで生きていると、うっかり誰でも病気になりかねない世の中になったと言っても、過言ではありません。

「幸せそうな皆」がやった、たった一つのこと

新聞やラジオしかなかった昔と比べて、インターネット社会に生きる我々が手に入れる

ことができるようになった情報の量は、とても多くなりました。その結果、生まれた「情報過多な日常」に生きづらさを感じているのは、あなただけではありません。

でも、あなたの周りは何だか毎日楽しく、快適に、幸せそうに過ごしている人がほとんどだし……と思っていませんか？

・あなたが苦手とする上司ともうまく付き合い、仕事でもバリバリと結果を出している人
・理想のパートナーとめぐりあい、絵に描いたようなステキな人生を満喫している人
・「ありのままの私でいたい」といって、自分が望む仕事をしながら、ストレスのない自分らしいライフスタイルを実現している人

どうしたら、そんなふうになれるのだろうと、多くの人は悩みます。

「自分らしい生き方をするには、どうしたらいい？」
「自分を変えるには、どうやればいいの？」
「考え方を前向きにする魔法の言葉って？」

情報過多のこの時代、方法論はそれこそ星の数ほどその辺に転がっています。

ネットで調べれば、すぐ目につくたくさんのやり方。それらを試してみたのに、全然自

分は書かれているようには変わらない。焦るし、悩みますよね。

でも、悩む必要はありません。そもそも、そんないろいろな方法論に振り回され、苦しい努力を自分に強いる考えそのものから、あなたもそろそろ解放されましょう。

「あなた以外の幸せそうな皆」がやったことは、「幸せになれる自分」に自らをつくり替えることでも、あらゆる障害を打ち破って「自分らしさ」を貫くことでもありません。

幸せそうな人たちがやったことは、ただ一つ。それは、

この生きづらい世の中で、**我を張り過ぎないようにいい塩梅《あんばい》で、周囲に溶け込む方法を身につけて実践すること**です。

本書ではそれを、**「擬態《ぎたい》」**と呼んでいます。

「擬態」とは、たとえば、蝶々が木の葉にそっくりな形になって他の生き物に食べられないようにしたり、カメレオンが目立たないように周囲と同じような色になって、攻撃を受

けないようにしたりする行動のことです。

まず、擬態することを身につけましょう

人は皆、大なり小なり生きづらさを抱えています。

しかし、多くの人は表面上「私はこの社会でうまくやっています！」と見えるように擬態して、世の中に適応しています。

いろんなことで生きづらさを感じている人は、この「周囲に溶け込む擬態」の工夫をせずに、問題に直接対応しようとし、疲れ果てていることが多いのです。

あなたも、うまく**擬態することができるようになれば、悩みの多くは「悩まなくてよかった」と思えるようになります。**擬態すれば、人間関係は少なくとも「単純に辛いもの」ではなくなるし、周りからのサポートも得られるようになったりします。

「幸せそうな人」の擬態をすれば、少しずつ人生という荒れた海をやり過ごせるので、船（あなたの感情）は転覆せずに進めます。

上司に好かれてうまくやっている人の本心は、実は、あなたのようにその上司が大嫌いなのかもしれません。

理想のパートナーと出会ったように見える人も、本当は相手にぶつけたい不満をたくさん抱えているのかもしれません。

自分らしく生きているように見える人だって、その分「やりたくないこと」をしながら、人一倍の努力をしているかもしれないのです。

実際、その人の本心なんて、外から見てわかることは、ほとんどありません。

ただ、それを社会の中で見せないように上手に擬態して、余計なストレスと距離を取ることで、その人たちは快適さを手にしています。

生きづらさを感じている人と、そうではなさそうな人の差は、たったこれだけです。

わたしの生きづらさ

私があなたに伝えたいのは、この**「擬態」を、ラクにできるようにするためのノウハウ**です。人間の性格や考え方（本性）はそう簡単には変わりません。

でも、**擬態なら自分の根本から変えなくてもいい**のです。

性格や考え方を変えることは難しいし、実現はほぼ不可能ですが、「周囲に自分のダメなところが目立たないようにする擬態」なら、少しは簡単に「できるかも？」と思いませんか。

実際、私自身も、この「擬態」ができるようになってから、かなり生きるのがラクになりました。

私には、二つの生きづらい要因があるのでそれを例に話を進めましょう。

まず一つめはＡＤＨＤ（注意欠陥多動性障害）と呼ばれる発達障害があることです。

私の場合の特徴としては、

・ケアレスミスが多い
・気が散りやすい（作業に集中しにくい）
・やりたいこと、興味のあることには逆に過集中という状態になる
・物を失くしやすい（どこかに置き忘れてくる）
・掃除、整理整頓が苦手
・時間の配分が苦手で遅刻する
・順序立ててスケジュールや仕事を頭の中で考えられない

などの問題を抱えています。

これは、脳に器質的な問題があることから起こると近年わかってきており、根性でどうにかなるものではありません。

でも、そんなことを知らない私は、これらの問題を引き起こし続け、結果として社会生活に大きな支障を来していました。

実際、これまでの人生を振り返れば、友達の結婚式の日を勘違いして欠席してしまったり、大学受験や国家試験に遅刻しそうになったり、受験票を持っていくのを忘れたり、いろんな人から「ふざけていい場面じゃないだろ！」「ダメ人間！」と怒られてきました。

実際、反論の余地もないダメ人間だと思いますが、どう努力したら皆と同じように「普通」になれるのか全くわかっていませんでした。

診断された後の現在は、きちんと薬を服用し、発達障害という自分の特徴がどこにあって、どういうクセがあるのかを常に自分自身を観察し、仕事に支障を来さないかを考え、自分なりのリマインド方法を開発して、日々「問題のない社会人」に擬態して生きています。

また、人の顔を見分けることができない相貌失認《そうぼうしつにん》（失顔症）とか、文字を咄嗟《とっさ》に鏡文字のように認識してしまったりする障害（2と5を咄嗟に間違えたり、アナログ時計の25分と35分がごちゃごちゃになったり）もあり、こちらも日常でまぁまぁ厄介です。

心が男でも女でもないXジェンダーという違い

もう一つ他の人と大きな違いがあるのは、私には一般的な性の自認がないということ。Xジェンダーの中の無性というものに分類されています。トランスジェンダーにも様々な定義がありますが、私の場合は、心が男でも女でもありません。子どもの頃も男女のこだわりは何もなく、ズボンやスカートのどっちがいいとかいう感覚はありませんでしたし、今もありません。

大体こういう性的な話をすると皆さんに聞かれるのは恋愛対象ですが、どちらにも興味がありません。人生を通じて、「男性だから好き」も「女性だから好き」もありません。ただ、「その人」を好きになるので相手の人の性別は関係ないのですが、相手は概ね男女どちらかの性を認識しておられるので、付き合う人が異性愛者の場合もあれば、同性愛者であることもありました。

「その人」そのものを好きになったと思っても相手はそう思ってくれません。そして日常生活の様々なシーンで「男らしく」「女らしく」という概念が私に「普通の人間ならこうだ」という「常識」を押し付けてきます。

発達障害は、ある程度有名になったため説明しやすくなりましたが、性別で勝手に自分を定義されるたびに、私は本当に些細なことで精神的に疲弊していました。

うつと休職も経験する

現実生活で振り返ると、Ｘジェンダーであることよりも、ＡＤＨＤや人の顔が見分けられないことによる大変さのほうが、人生に与えるマイナスの度合いは大きいです（特に、私の職業は男女で待遇が変わることはあまりないので余計にそうだと思いますが）。

- 人の顔が見分けられないため集団生活になじみにくい
- スケジュール管理で失敗しやすい

そのため、たびたび私は周囲の人に迷惑をかけてきました。

こんなミスをする人間がやることを全部受け入れて、一緒に楽しくやっていこう！と思えないのが当たり前ですし、孤立して当然です。

そんな状況の中でも、なんとか医者になれたものの、仕事でも私生活でも様々なトラブルが起こりました。元々いろいろなことに対応しにくい人間なのに、仕事という新たなタスクが加わったことで、私の対応能力は完全にキャパオーバー。対応しきれなくなり、うつになって休職を経験しました。

そこから、今こんな本を書けるほどに回復できるとは、当時の自分は全く思っていませんでした。

私の生きづらさは、さらにこれらの変わった特徴を「そのまま説明して周囲に理解してもらおう」として失敗したことも大きな要因だったと、今では気づけています。

あるがままの自分を受け入れてもらおうとすれば、いろんなことが思い通りに行かなくなり、挫折して当然です。

だから今自分がやっていることは、自分がどんな特徴を持っているのかを理解し、どうすれば周囲と折り合いをつけられるかを考え、その手段を学び、社会の中で「擬態」することです。そうしてようやく精神科医として仕事ができています。

何もせず、あるがままの自分を周囲に受け入れてもらい、ストレスなく過ごせるというような完璧な人はこの世にはいません。そしてそこを目標に生きると誰でもしんどくなります。

私は今、すべてが問題なく生きやすいと言えるわけではありません。
しかし、おそらくは人並み、ほどほどの幸福を手に入れられているのではないかと思います。この**「ほどほどいい塩梅」が理解できてから、自分の人生を悲観する回数が減りました。**

ほんの数年前まで自尊心が低く、休職しながら「何もできない」と布団の中で絶望していた自分でも、今はここまでになれたのは目標を適切に設定し直せたからだと思います。

小さな成功体験を一つひとつ積み重ねていくことが、考え方を変えていく秘訣

今、立ち読みされているあなたも、何が自分の生きづらさの原因か？　その解釈は？　どう対応していくか？　を多少なりともつかめれば今よりも少しは生きやすくなるんじゃないかと思います。

これから本書で述べることは、本質的には実に簡単なことばかりです。

でも、読み進めていくと、きっと「これは難しい！」とか、「私はそんなふうには考えられない！」というものも出てくるでしょう。

できないことは、とりあえずは放置でいいので、ちょっとだけ全体を見て、やれそうな

何かを探してみてください。

いきなり本を読むだけで、人生の根幹の考え方のクセを変えることは、かなり難しいに決まっています。

ただ、少しだけ**「こんな考え方があるんだな」という程度に流し読みをして、ふと気が向いたときに自分にできることから始めてみようかなと思えたら、大きな変化の引き金に指がかかったようなもの**です。

精神科の治療もそうですが、**無理をせず、小さな成功体験を一つひとつ積み重ねていくことが、生きる上での考え方を変えていく、シンプルな秘訣**になります。

今、本書を読もうという気持ちになっただけでも、あなたはすでに一つのハードルを越えています。ですから、あとはもう一歩、もう一歩と、人生をラクにする手段を増やしていくだけです。どうぞ気楽な思いで、本書を読み進めていただければと思います。

２０２１年７月

バク@精神科医

もくじ

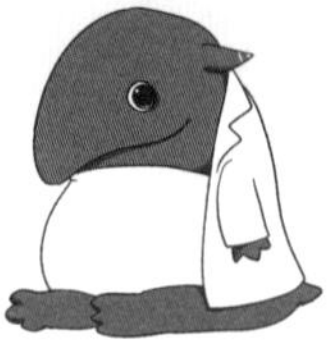

第2章 考え方一つで幸も不幸、不幸も幸になる！

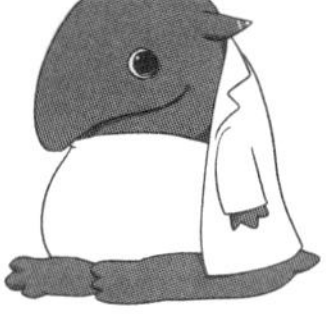

第3章 世の中に溶け込むための擬態のススメ「とりあえずやってみる！」

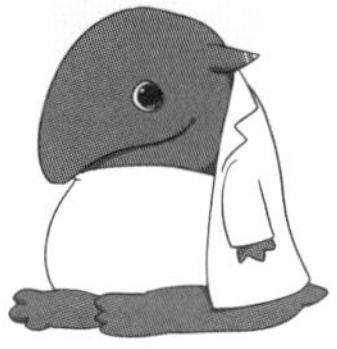

第4章

生きるのがさらにラクになる！ 心の習慣

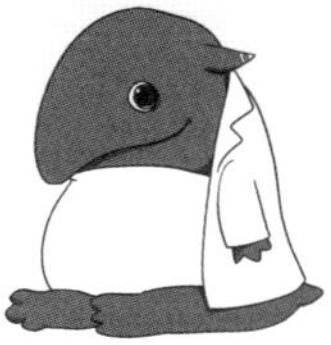

おわりに

第 1 章

あなたの「生きづらさ」の原因を探してみましょう

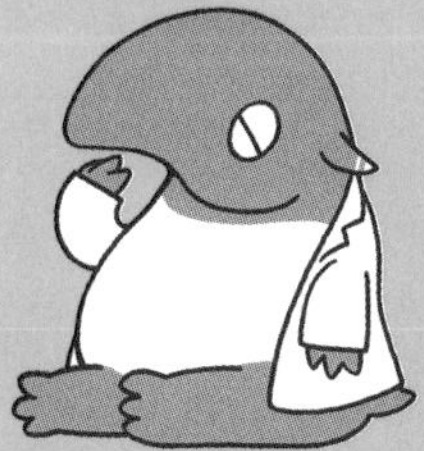

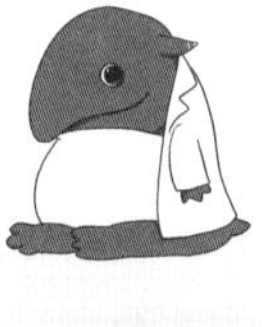

あなたの「生きづらさ」の原因は何？

まず、あなたの生きづらさの正体が何なのか、本章では、その原因について考えてみましょう。「はじめに」でも述べたように、私の診察室には、老若男女、あらゆる年齢や立場の方が、日常生活に生きづらさ、しんどさを感じて受診に来られます。

これまでに、少なくとものべ2万人以上の人たちを診察してきましたが、生きづらさの原因は、大きく以下のパターンに分けられます。

・起こってもいない悪いことを想像して、将来を不安に思う
・他人の価値観や世間体を気にしすぎて自分を見失う
・SNSなどでイケてる他人と自分を比べて、嫉妬や劣等感を覚える
・人間関係のストレス
・なんらかの病気が関係している

私のこれまでの経験から、ありがちな架空の患者さんの事例なども交えつつ、話を進めていきます。

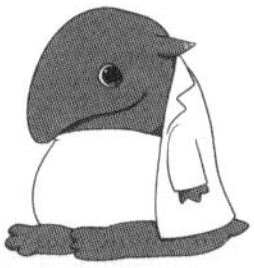

まだ起こっていない未来を想像して、不安でしんどくなるのが止められないAさん

人は、いろいろ悪い考えが止まらなくなるときが誰でも多少はあります。しかしその思考が暴走し、自分の想像した恐怖に飲まれたとき、心の病気になります。

新型コロナウイルスが流行り出してすぐの頃、その対策で「自分で最悪のイメージトレーニング」をして、倒れてしまったAさんという人がいました。

当時、新型コロナウイルスは完全に未知のウイルスだったため、感染予防対策の正しい情報がありませんでした。マスクやアルコールなども不足していた中、Aさんは人と接する機会が多い受付の窓口担当をしていました。

日々アクリル板が職場に増設されたり、布マスクを自分でつくってみたりしながらも、対応している相手がもし新型コロナウイルスの感染者だったら、と思うと不安がつのります。徐々に「もし自分が仕事でコロナにかかったら、同居している家族に移してしまうかもしれない。どうしよう」と不安になり、帰宅することにストレスを感じ出しました。結局、家に帰るまでにいろいろな所（駅などの人が多く集まる公共の場所）に寄るほうが感染リスクが高いと判断し、発作的にホテルに飛び込み、そこから会社に通勤することにしました。ところが、Ａさんはホテルの生活になじめず、夜になかなか眠れない日が続き、結局体を壊して実家に戻るしかなくなりました。

しかし、実家の自室でもいろいろ想像して眠れません。

「接客していた人がコロナだったら？」「同僚がコロナだったら？」「電車で隣の人がコロナだったら？」

Ａさんは、考えても仕方がないことを考えることが、もう自分では止められなくなっていました。そして、「こんなに眠れなかったらうっかり寝ると目覚まし時計で起きられないかもしれない。下手に寝たら会社に遅刻してしまう」と、眠ることすら恐ろしくなりました。あげく、「もし会社をクビになったら、お金がなくなってしまう。日用品を買うのも大変になる」と心配し、自宅のお風呂で石けんやシャンプーを使うこともできなくなり、家族に付き添われて受診に至りました。

「一番悪いことを想像しておけば、現実はそれよりマシ」は危険

精神科では、このような不安を主訴に受診に来られる方は少なくありません。

皆さんも大なり小なり「こんなこと、将来起こって欲しくないな」ということを想像することはあるでしょう。しかし限度を超えて「こんなことが将来起こったら、怖くてもう何も手がつかない！」と、起こってもいない未来を先取りして不安に押しつぶされそうになることを、精神科では**「空想的な精神病性不安＝予期不安」**と言います。

Ａさんは、目先の「コロナにかかったらどうしよう」という起こり得る現在の話を飛び越えて、起こるかもわからない暗い未来を空想し、とらわれ、今このときの問題にすら取り組めなくなってしまったのです。

この例は極端なものですが、これは誰しもが持っている傾向でもあります。Ａさんは元々物事を悲観的に考えやすく、「一番悪いことを想像しておけば、それより悪くなることはないから、日頃から最悪のケースを想定する生活をしていた」そうです。

「一番悪いことを想像しておけば、現実はそれよりマシ」というのは、割と多くの方がやっている「しんどい人生への備え」だと思います。

しかし、こうした思考のクセづけをして生活することは、あまりお勧めできません。もしも、バランスが崩れたときに、Ａさんのように自分の悪い考えに自分自身の思考が乗っ取られてしまう危険があるからです。

実際、大体の人は未来を想像するときに、アンラッキーなことを考えがちです。

「今日家から出たら突然、家の目の前に一万円札がギッシリの財布が落ちていたらどうしよう。それを交番に届けたら、たまたま届けた交番にすごいお金持ちの落とし主がいて、お礼に札束を渡されたらどうしよう…」という悩みで受診した人はいません。

若い人であれば、「今、私先輩と目が合った。絶対合った。あれは私に気があるんだわ、キャー！」なんていう、お花畑のような正の妄想をする人もいるでしょう。

しかし、こういうポジティブな妄想力は、年をとると共にだんだん衰えていきます。

だからなるべく「マイナスな想定」をするクセは、若いうちに止めるべきです。

今この瞬間があなたにとって一番若いので、今日から止めるようにすれば間に合います。

POINT

「一番悪いことを想像しておく」というトラブルへの備えはやらなくていい。

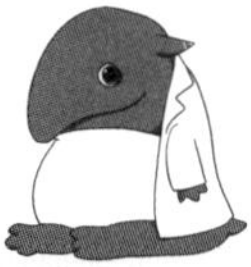

「他人の価値観」に自分を合わせようとして「生きづらさ」が生まれる

あなたは自分を、ちゃんと理解することができているでしょうか？

成功だとか、失敗だとかを判断する。あるいは自分自身を採点する。その際に大切なのは、あくまで自分自身の価値基準で自分を評価することで、他人が「こう思うだろう」というモノサシで自分を計ってはいけません。

多くの生きづらさの原因は、ありもしない幻想の「他人の価値観」に自分を合わせようとすることから起こっています。

最近は、ＳＮＳを通じて、「みんなが評価している他人」の情報ばかりが山のように押し寄せるからでしょうか、他人の価値観に合わせることで生きづらさを抱え悩んでしまう人が増えています。

「皆がいいと言ったから」「皆が普通にやっているから」「皆が持っているから」といって、あなたもそれを真似して取り入れようとする必要はないのです。そんなことをしても〝皆と違う人間である自分〟が楽しいわけがないのです。

ＳＮＳを遠ざけることで解決することも

そんな感じで生きづらくなっている毎日に心当たりがある人を、ラクにする一つの方法は、ＳＮＳを遠ざけることです。

仕事柄、それはできないとか、人間関係上そういうわけにもいかない、という方もいると思いますが、その場合も**ＳＮＳで発信される情報を、あまり鵜呑みにしないことが大切**です。そもそも、ＳＮＳ上の情報なんて、どこまで信頼していいかわからないことを理解しましょう。「美味しい料理ができました」とインスタグラムに投稿していても、実際は見た目重視なだけで味はものすごくマズいかもしれないし、そもそもその人が本当につくった料理の写真かどうかもわかりません。

そんなふうに言うと人間不信になりそうですが、皆それぞれの「こう他人から見られたい姿」に擬態をし、多かれ少なかれ、演出や編集を加えて情報を発信しているのです。

その程度の情報に「羨ましい」とか、「それに比べて自分は」なんて引きずられてしまうのは損でしかありません。

私自身についていえば、たとえばフェイスブックは止めました。前の職場の中で当たり前のように、皆がフェイスブックをやっていたので、私もはじめました。

でも、在職中何かをするたびに医局の人達からリアクションが飛んでくると、おちおちプライベートなことは投稿できなくなっていきました。

その職場を辞めた現在では、いちいち今は関係ない人の情報が入ってくること自体、煩わしいだけになります。こんなSNSなんて止めたほうが気がラクです。

皆がやっているフェイスブックを止めて不便なことはないんですか？　と聞かれたら、答えは「はい」。必要な人と連絡がとりたければメールや電話をすればいいだけ。SNSなんてそんなものです。

ほんの数年前までは、ないのが当たり前で、何の不自由もなく皆が生活をしていたのです。もちろん、SNSを便利に活用する手段は、いくらでもあるでしょう。ただ、それは好きな人がやればいいだけの話で、面白くなければ参加する必要はないのです。

POINT

皆がやっているからといって、あなたがやる必要はない。

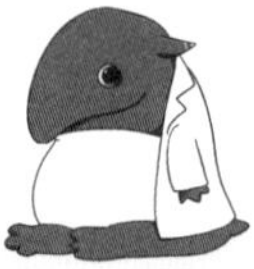

他人の目を意識しすぎて、自分の「好き」をねじ曲げてしまう

他人と比較するなという話を、特に強調しないといけないのは、前述の通りＳＮＳという存在が、今の時代に不可欠と言うほどに広まってしまったからです。

それらが、他者と自分の比較をますます助長する元凶になっているのです。

「今日のランチは、今話題のオーガニックランチプレート！　お店のインテリアはアンティークを中心として……云々」とあなたがＳＮＳで投稿したとしましょう。

無添加で環境に優しく、ものすごく健康的。何より話題のお店ですからたくさんの「いいね！」が付き、「私もそれ、食べてみたい！」「良いなぁ！　行きたい！」というコメントが多く集まりそうですよね。

一方で、今日のランチは、ファストフードでした！　と投稿したとしたら、「いいね！」ももらえるかもしれませんが（私は「いいね！」って押したい）、なかには「そんな体に悪いものを」などと批判する人もいるかもしれません。少なくともオーガニックフードよりは、「自分も行ってみたい！」とか「いいなぁ」など、あなたを羨むような反響は少ないことが想像できます。

そしてこうしたＳＮＳでの反響に快感を覚えると、人は「オーガニックが普段から大好きな自分」を優先して投稿するようになりがちです。だって反応がいいほうが、ＳＮＳはやっていて楽しいですからね。

そうすると**無意識に「自分を変えなきゃいけない！」と、投稿内容だけでなく、実際の行動までＳＮＳに左右されるように**なりかねません。

ここで思い切ってＳＮＳ上だけの人格をつくるぞ！　と割り切れる人なら演じていることが楽しくなるかもしれませんが、大概の人はそんな器用なことができません。

そもそも、楽しみを増やすために始めたＳＮＳで、むしろストレスを感じ、毎日が窮屈になるだけなら即ＳＮＳなんて止めたほうがいいです。

マクドナルドやロッテリアの前を通ったときに「太るから体にはよくないんだろうけど、でもポテトやハンバーガーを思いっきり食べたいなぁ……」とか思いながら素通りしていたり、食べていることを隠したり、なんて人生はあんまり楽しくありませんよね。

でも、オーガニックフードを食べているほうが体の調子も良くなるし、「やっぱり自分はこれがいいな」という人もいますし、やはり「合う」「合わない」が、人それぞれの違いとしてあるわけです。

「みんなと同じようにできない自分」を責めなくていい

別に、皆が「いいね！」という「素敵な生活」のために自分の生活方針を変えたり、憧れられたい！　という気持ちで暮らす必要なんてありません。

エコでシンプルで、お洒落でていねいじゃなくても、自分がラクで幸せでのんびりできるなら、無理をしてわざわざ疲弊する生活を選ばなくていいのです。

「みんなと同じようにできない自分」を責め続けることもナンセンスです。

チョコレートが大好きで、それを食べればちょっと笑顔になれるのに、「この体形ならダイエットしないと……」とか「皆に言われるだろうし、やっぱりチョコレートなんて食べちゃいけない」と思ってしまったら、本来は幸せになれる大好物が、食べるたびに罪悪感を背負わせる毒のようになってしまいます。

もしもダイエットのため、「できるだけ食べないようにしよう」と決めるなら、逆に週に一回だけ「チョコレートデー」をつくって、我慢した自分を褒めながら食べたほうが私はいいんじゃないかと思います。そうすれば、いろんな幸福感を失わなくて済みます。

もっとラクな生き方に必要なのは「自分がこうしたら快適だ！」を感じることです。

もちろん理想に向かってコツコツ努力することも大切です。

しかし、やり方や方向を間違えて結局、得られるものよりもストレスのほうが大きくなるだけであれば、それはあなたにとってやる意味のないことになります。

重要なことは、**「自分がちょっといいなと思える生活を、その通りにすること」**です。

そこに他人の価値観とか評価なんて、本来1ミリも入れる必要はありません。他人の言動に惑わされて、自分の「好き」をねじ曲げる必要などないのです。

POINT

もっとラクな生き方に必要なのは「自分がこうしたら快適だ！」を感じること。

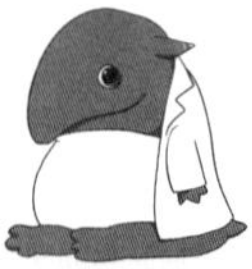

他人の行動を見ながら、自分の行動を決めようとする

「クラスメートが皆、幸せな家庭を築いているのに、自分だけが失敗者になるのは嫌だ」と、離婚という非常に個人的な問題すらも他人の顔色を見ながら行動を決めようとする人がいます。Ｂさんもそんなふうに考えてしまった一人でした。

Ｂさんは ＤＶ（家庭内暴力）の被害者でしたが、どんなに酷《ひど》い暴力や暴言、行動の制限（ハラスメント）を受けても「周りは離婚してないから……」と離婚しませんでした。周囲の友人がせめて逃げるように伝えても「皆夫婦で仲良く暮らしているから……」と夫と同じ家で生活することを選び、結果として、Ｂさんは心身共に大きな打撃を受けて受診するに至りました。

確かに周りと違う行動を起こすとき、「自分がわがままなんじゃないか？」とか「自分さえ我慢すれば……」とか思ってしまいがちです。

しかしＢさんの周りの人は、Ｂさんのように夫からの暴力や暴言、支配などは受けていませんでした。

この場合は、周囲の人と自分を比較すること自体が意味のないことです。

クラスメート皆が誰も離婚していないから自分も離婚しない、という選択は全く合理的ではありません。

実際に暴力を受けている人が、そうでない他人と同じ基準で離婚をするかどうかを考えること自体がおかしな話ですし、なぜ、そこまで他人の視線を気にしてしまうのか、不思議といえば不思議です。

このように、他人がやっていないからといって自分もやらないでいると、本来やらなければいけないことを先延ばしにしてしまい、自分の置かれている環境がどんどん悪化していくというのはよくあることです。

自分と同じ環境ではない他人を、自分の判断基準にしない

Bさんのように、周囲の人と自分を比較していろいろ我慢する人は、意外に多いのではないでしょうか。そのような人に必要なのは、「**自分と同じ環境ではない他人と自分を同じ目線で見ることを止める**」ことです。

他人が我慢しているからといって、自分も我慢しないといけないというのは間違いで

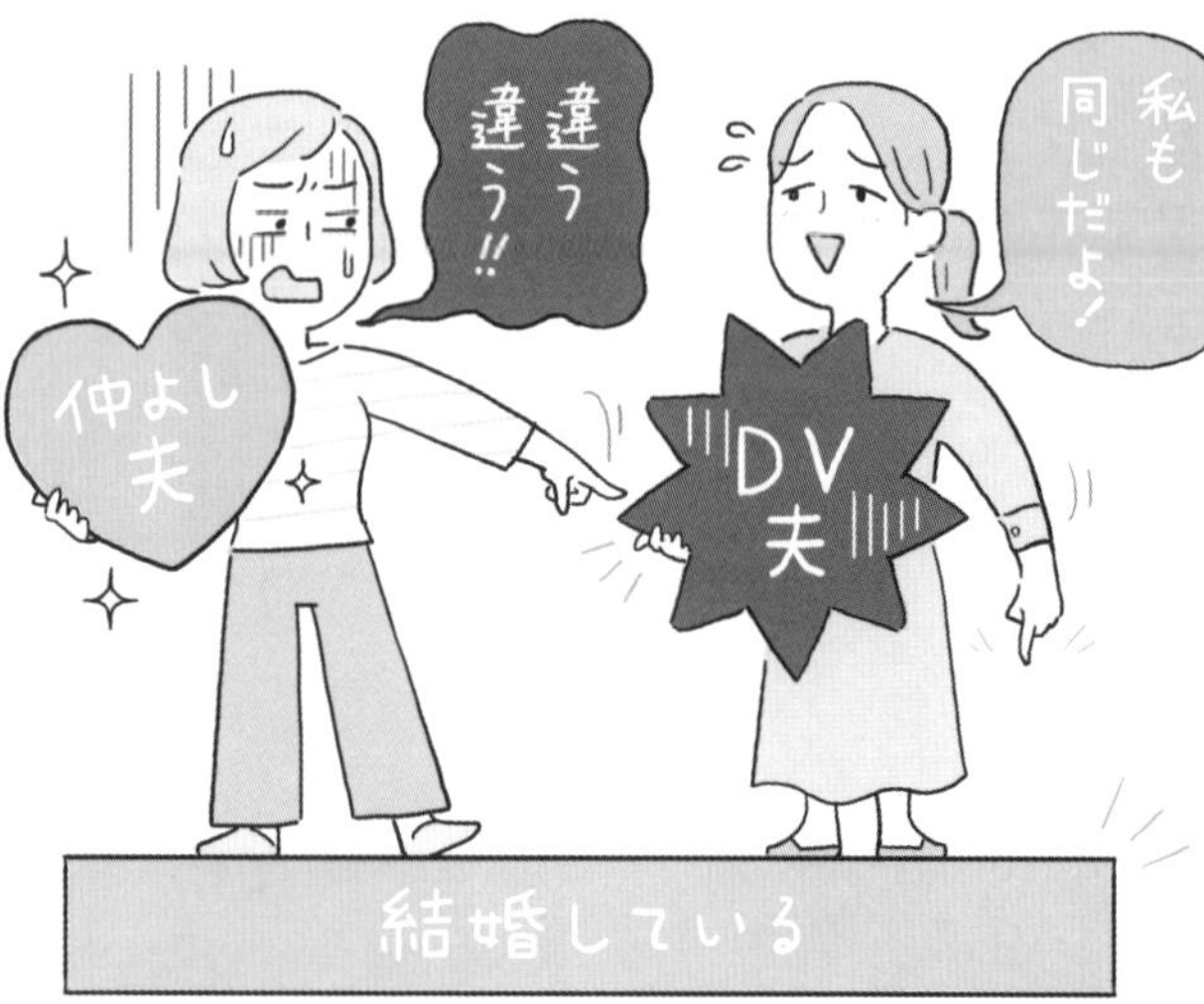

す。あなたが少しでも「嫌だ」「辛い」「辞めちゃいたい」と思うなら、あなたには逃げる権利があります。

しんどいことから逃げることは、あなたができる自衛手段の一つです。

もっと自分を守る行動を、少しずつでも日常に取り入れていきましょう。

POINT

他人が我慢しているからといって、自分も我慢しないといけないというのは間違い。

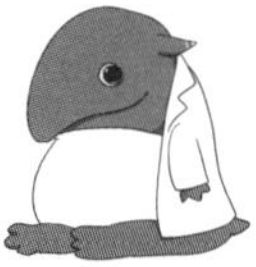

「向いていないかも」と思う仕事を辞める勇気を持つために、知ってほしい思考のメカニズム

世の中には「自分にはこの仕事が向いていない」と感じながら、その仕事を延々と続けている人がいます。

超大手金融会社に就職した、Cさんもそんな一人です。Cさんは、大学の同期の中でもとびきり高い初任給をもらい、皆から羨望の眼差しで見られていたそうです。

ところがCさんは、入社してすぐに仕事がしんどくなってしまいました。

なぜなら、Cさんが勧めたい投資先よりも、会社が指示する儲からない投資先に、お客さんを誘導しなければノルマをこなせないからです。

これは一箇所（一社）にお客さんの資金を長期間置いておくより、あっちこっちと移動させ回転させて手数料を取るほうが、会社の儲けが多くなることが理由でした。

お客さんからは当然、文句も出るのですが、そこをうまくかわしながら、上手に手数料を取って会社に儲けを出すのが、この会社で出世する条件なのです。

上司は「キレイごとを言っていて金が儲かるか！　俺もそうやってこの地位に這い上

がったんだ。仕事は甘くないぞ。いつまで学生気分なんだ！」と叱責してきます。

Cさんは、なかなかそんなふうに気持ちを切り替えることができず、だんだんと「なんて自分は不誠実なんだろう」と気に病むようになっていきました。

夜は眠れず、酒や睡眠薬を飲むようになり、朝も職場に向かう足取りは重く、仕事もときおり休むようになります。職場での評価は下がる一方です。

Cさんは完全に自信を喪失しました。

とっとと会社を辞めるのが最善の策だったが…

この話で**Cさんにとって一番の問題解決の方法は、すぐ会社を辞めること**でした。

ところが、誰もが知っている有名企業に入社したと自他共に思っているので、Cさんはその決断ができません。

何より周囲も「甘えてるんじゃないか」「仕事に感情を入れるなよ」と、Cさんの辛さを理解するどころか、責めるような言葉を投げかけてきます。

Cさんは、完全に八方塞がりになりました。

「金融業界に勤務するうえで成功するためには、会社の利益のために資金を動かすことも必要なことだ。お客さんには不誠実であったとしても、会社でしっかり利益を出し、評価されるようにならなければ一流の金融マンにはなれない」

それが生きていくうえで正解か、不正解なのかは別問題です。

そういう職業があり、実際、それで利益を得ることは違法行為ではありません。損をしそうな投資案件だって本当にできる人なら、そこで利益を叩き出し、会社もお客さんも大満足！　となる人もいます。

ただ、ここでハッキリ言えるのは、**その仕事がCさんの性格には明らかに向いていなかった、ということ**だけです。

結局、Cさんは1年経ってから、会社を辞めることになりました。

1年辛抱した結果どうなったかといえば、Cさんの落ちてしまった自己評価、失われた自尊心を取り戻すのに、2年以上の歳月が必要でした。仕事も長くできない状態が続きました。

これは〝たられば〟の話ですが、もしCさんが「この仕事は向いてないな」と思ったときに、「もっと自分に向いてる仕事をしよう！」と頭を切り替えて半年で転職していたら、多分Cさんの自己評価や自尊心は、そこまで損なわれることはなかったでしょう。

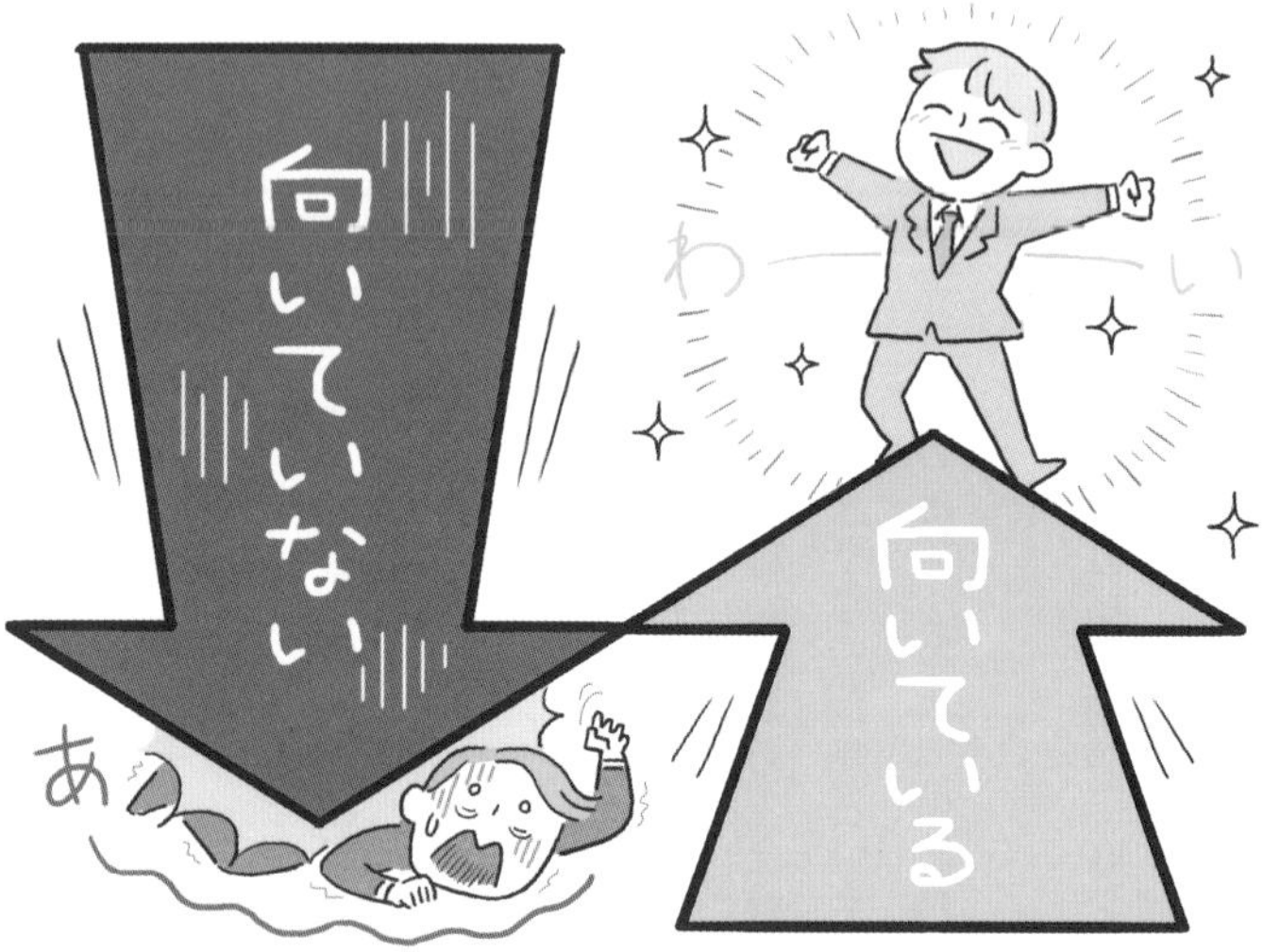

Cさんの話を、自分や周りの人に置き換えて考えてみてください。

自分に向いていないことを継続しようとしても、いつか破綻するなら、切り替えるのは早いほうがいいんです。なかなか決心はつかないと思いますが、この事実を頭の片隅に置いて日常生活を振り返ってみると、何か新しい発見があるかもしれません。

POINT

本当に毎日がしんどいなら、その仕事は自分に向いていないのかもしれない。

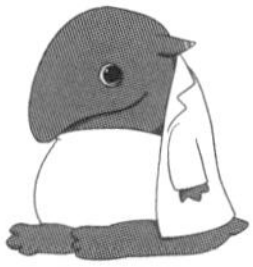

職場の人たちと、無理に仲良くならなくてもいい

多くの人が、逃げないで立ち向かおうとするばかりに、かえって苦しむことになっている原因の一つに人間関係の問題があります。

たとえば、会社に苦手な上司がいる場合などです。

自分の意思で異動することは難しいし、今は不況だから上司だけを理由に仕事を辞められない。いやな相手でも、直属の上司で常に職場でかかわっている関係であれば、どうすることもできないと皆さん考えますよね。

もちろん、それもある程度は正解です。そのいやな人が上司である以上、仕事においては指示に従い、報告や連絡の必要があるのは会社というルール上、仕方ないことです。

でも、それ以上でもそれ以下でもないことは、忘れてはなりません。

直属の上司だからといって相手に好意を持つ必要はないし、打ち解け合う必要も、理解し合う必要もありません。

極論、仕事に滞《とどこお》りが生じない限り、信頼関係を構築する必要もないんです。

でも、そこまでひっくるめてやろうとする人が「職場の人間関係に疲れた」と言って来院されることが多いです。

嫌いな上司や同僚、後輩の悪いところを指摘し、上司に態度を改めさせる必要もないし、自分のことを認めさせる必要もないのに「あの人は、あそこを直さないと人間としてダメだ！」と怒るのはナンセンス。

でも、そうせねばならないと思い込んでいる患者さんは少なくありません。

そういうとき、私は次のようにアドバイスします。

「もし、あなたがその人たちの教育係でないなら、それは仕事の範囲を超えたお節介ですし、エネルギーの無駄遣いなので止めましょう」

嫌いな他人が他の人に嫌われようが、陰で文句を言われていようが、放っておいたらいいし、そんないやな人に対して仕事と関係ないところで悩む意味はありません。

あなたは、会社にお友達や家族をつくりに行っているわけではなく、労働の対価として賃金を確保しに行っているわけです。

ならば、ある程度成果を出して一定の評価が得られる環境であれば、上司がどうあろうと、自分は自分のやるべきことをすれば賃金をもらう権利が発生します。

ここで**「他の人もあの上司に酷いことを言われて困っていたから」と躍起になったら、その分損をするのは自分**です。

職場の人と友達になろうとしなくていいんです。

仲良くなる必要はないし、職場の空気を悪くしないために**「皆と、そこそこ仲良しな仮面」を被って仕事中は過ごす**ほうが、しんどくありません。

「そこそこ仲良しな仮面」を被ったからといって、実際に心の底から仲良くしなくてはいけないわけではないのです。

上司の言動が苦痛になるのであれば、ただそれを避けることだけに手をつくせばいいし、その行動は悪いことでもありません。

苦手な相手と、まともに向き合わなくてもいい

具体的に、どんなときに、上司の言動が自分を傷つけるかを知りましょう。

決裁などをもらうとき、ちくちくとイヤミを言われたり、面倒な会話を長々としなければならなかったりするのが苦痛だったら、書類などをすっと机の上に置き、「これを確認のうえ、はんこを頂けたら助かります。お忙しいと思うので私がまたあとで取りにきま

す」と相手を気遣う雰囲気を出しつつ深いコミュニケーションを避ける方法もあります。

「お前は俺と話したくないのか！」と言われたとしても、上司だからといって部下に自分の機嫌を取るように強要する権利はありません。

どうやったらそんな厄介な人間をうまく回避できるのか、という手段を探すほうが、「上司に気に入られよう！」と努力するより大分建設的な思考だと思います。

また、何かネチネチ言われても、全部を真面目に聞く必要もありません。

「そうですね。はい。気をつけます」など、相手が怒らない範囲の返しがどの辺りかを探りましょう。

上司だからといって、言われたことをそのまま受け取る義務はない

もし理不尽なことを押し付けられそうになったら、回避手段を工夫しましょう。ストレートに「いやです」と断るよりも、「今はこういう業務を先にするように○○さんから指示が出ているんですけれど、○○さんにそちらを優先していいか確認してから作業に入りますね。回答次第では、もしかしたら後回しになりますが、構いませんか？」と他人を巻き込んで押し付けられていることを周囲に知らせてしまうのもいい方法だと思います

（天然風を装って周知するのは、ある種必要な処世術だと思います）。

当たりが強くて言葉が乱暴な上司の場合、どうしても恐怖感や圧迫感から、部下はその言葉を重く受け止め過ぎてしまうことも多くあります。

「あの人は日本語が下手だからな」とか、「ああいう言い方しかできないからな」などと、受け止め方を変えて、まともに被弾しないように普段から脳内でイメージトレーニングをすることも大事です。

そもそも上司が部下を萎縮させている時点で、上司としての器がありません。

怒鳴られるたびに「ああ、この人は大声を出さないと自分の意見が聞いてもらえないことを自覚しているんだ。弱い犬ほどよく無駄吠えするって話を聞いたな……」と怒鳴られているのは自分が悪いのではない、ということを理解して全部聞かないようにしましょう。

そもそも相手が上司だからといって、言われたことをそのまま素直に受け取ってやる義務はないですし、「だって会社は聞いてくれないから」というような環境なら、その職場は損切り対象なのです。

とにかく**仕事関係の人間に対して、真っ向からぶつかろう、受け止めようとしても損しかしません。**ひたすら**ヒラリヒラリと心の合気道よろしく受け流し、避けることを意識したほうが仕事はラクにできるようになる**はずです。

何度も言いますが、仕事はあなたが労働力を提供し、対価として賃金をもらう行為でしかありません。

理不尽な相手の言うことを、まともに受け止め、苦痛を感じ過ぎて自分の心を痛めた結果、会社に行けなくなるのは、あまりに自衛力が欠如してしまっています。

まともにぶつかったり、受け止めたりして最終的に会社を辞めるよりは、うまくやり過ごして給料をもらっていたほうが、よっぽどお得です。

だから自分の身を守るためにも、ある程度会社での自分の価値を高めるために勉強や資格取得はしたほうがいいです。

POINT

ヒラリヒラリと心の合気道よろしく受け流し、苦手な相手を避けることを意識する。

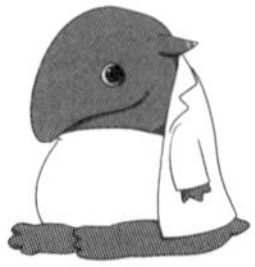

自分でもわからない「死んでしまいたいくらい辛い」気持ちの原因が病気だったDさん

年に1回くらい自殺企図行為をするという、深刻な問題を抱えていたDさんという女性がいました。

この方は、何をやっていても、あるとき突然に大きな絶望感を感じて、自分がいやになってしまうというのです。あまりにしんどくなって、「もう何もかもダメだ」と仕事を辞めたりして、悩んだあげくに自分を傷つけ、ときに本当に命を絶とうと大変危険な行動を起こすことを繰り返していました。

何でそうなってしまうのか？　Dさんもうまく説明はできません。

ただ、「よくわからないけどもうダメだ、辛い、死ぬしかないと思って……」とうつむくだけです。命を絶とうという、あまりにも大きな決断をしたのにもかかわらず、Dさんはその原因がわからないと言います。

私は、過去の入院記録をさかのぼって詳しく今までの行動について調べて行き、ある周期が症状にあることがわかりました。

ご本人に確認してみると大正解。とてつもない絶望感が起こる時期の二週間後に、Ｄさんは、ほぼ必ず月経が起こっていたのです。

これは、最近では割と認知されてきたＰＭＳ（月経前症候群）の中でも、特に精神的不調の程度が重く、日常生活に支障をきたすタイプでＰＭＤＤ（月経前不快気分障害）と言われる病気です。

Ｄさんは、適切な治療を今まで受けられていなかったことが過去のカルテを見ることで判明したケースでした。そして、婦人科と連携して治療を開始してからは、今では婦人科のみの通院だけで安定されています。

つまり、このケースに闇雲に「死んだり自分を傷つけたりしたらダメです」という説得をすることに意味はないし、より一層Ｄさんを「私だってわかっているのに…」と追い込むだけだったでしょう。実際、過去にずっと周囲からそう言われ続けていて辛かったと、あとで振り返られていました。

POINT

極端な生きづらさの原因には、何かの病気があるかもしれない。

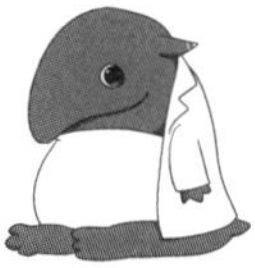

人類があなた一人しかいなくなった世界に、今抱えている悩みは残るか考えてみましょう

皆がやっているからと、他人を真似して失敗しても、真似された他人は、あなたに何もしてくれません。誰かがこう叫んでいたとします。

「あの人と同じことをしたのに、何であの人は幸せで、私は不幸なの⁉」

そんな人を見て、あなたはその人に何と言いますか？

私だったら、「そうだね、でもそうするって決めたのはあなただから、その結果の責任はあの人は取ってくれない。だからそうやって『何で？』って立ち止まったまま叫んでいるより、どうすれば、その不幸から少しでもマシになれるか考えたほうがいいよ」としか言えません。凹んでいる人からすれば、酷い言葉かもしれませんが。

でも、他人に責任をなすりつけようとゴネていても、事態は一向に変わらないのだから、自分で決めて行動した結果に不満なら、自分でどうにかするしかないのです。

あの人はこれができる、自分はできない。でも、その代わり自分はこれができるから万事ＯＫ！

あの人はあんな境遇で、自分はこんな境遇。違う境遇の他人を見て、「自分もああなるにはどうしたらいいかな」、と目標にするのはいいけど、他人を妬むだけ、文句や陰口を言って何となくごまかすだけ、は止めたほうがいいです。

他人は他人、自分は自分なんだ、とちゃんと理解していれば、そもそも妬む意味がないことがわかるはず。

人はそれぞれ違うから、できることが違えば、その人に起こることも違うのは当たり前。人がどうあろうと、**自分は自分のできることをやって、その結果から幸せになっていくしか方法はありません。**

自分一人だけしか生きていない星にいて「人類は自分一人しかいない」という世界を一度想像してみてください。

そうすると、抱えている悩みの大半は、ほとんど無意味なものになってしまうと思いませんか？　だって比較する相手は誰もいないのですから、あなたの基準が人類の基準になるのです。

他人との比較で起こる感情の起伏は、突き詰めて考えると、結局は全て「悩むのが無駄」なことです。

他人とは関係なく、自分の問題に対して「自分にできること」で向かい合うのが、ラクに生きるための出発点になります。

POINT

他人は他人、自分は自分と割り切ることができれば悩みは消える。

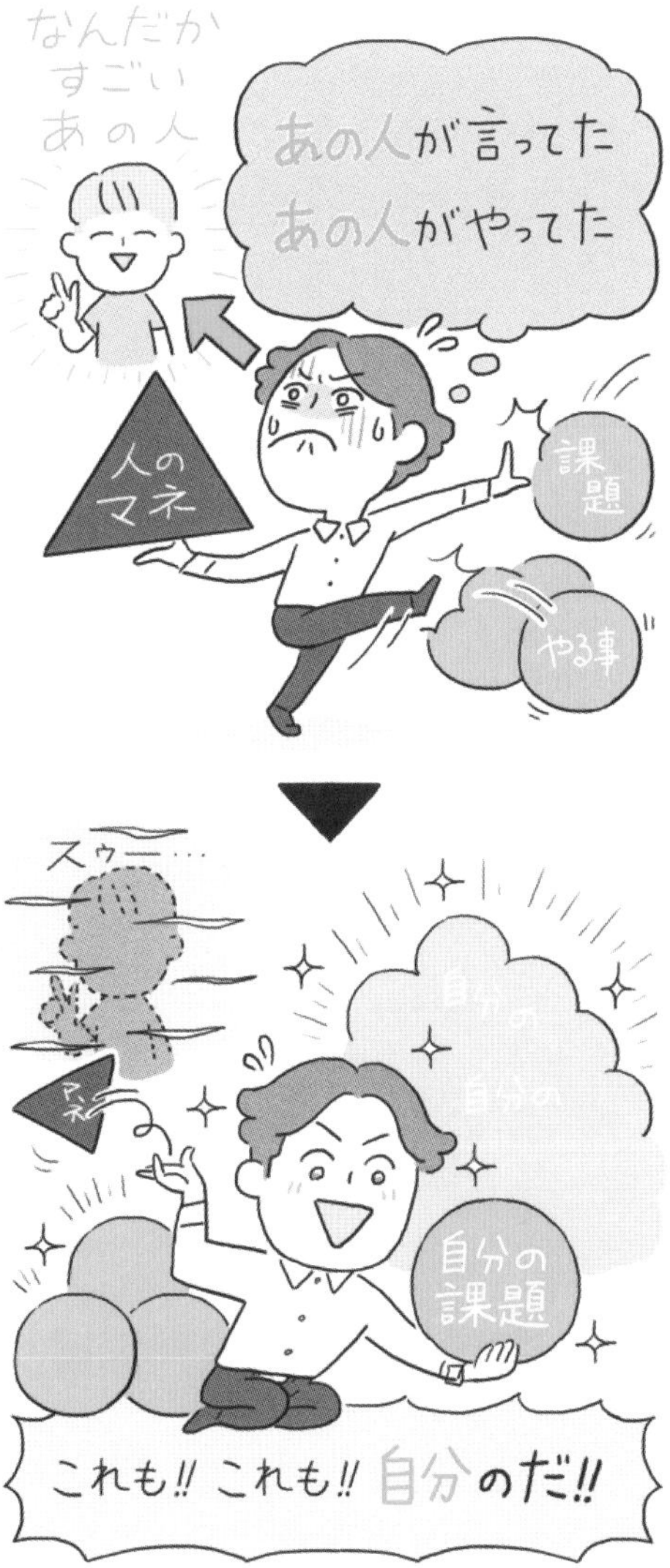

第2章

考え方一つで幸も不幸、不幸も幸になる！

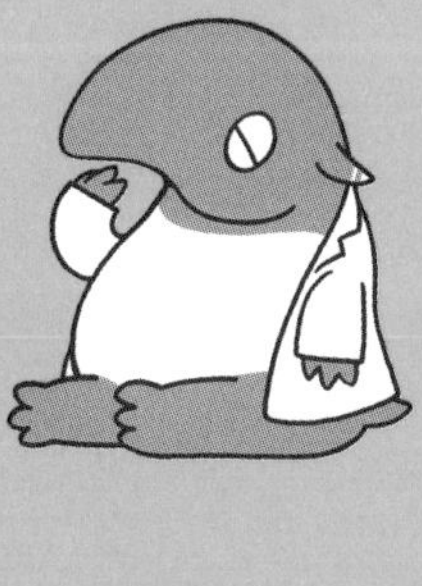

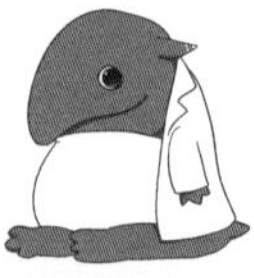

他人の成功や人間関係に嫉妬するのを止めてラクになりましょう

人が「自分らしさ」に憧れるのは、「自分らしく生きているように見える人」への嫉妬から生まれている部分もあります。

そもそも、どうしてＳＮＳでの楽しそうな投稿や、「うまくいった」とか「幸せだ」という情報に嫉妬する人がいるのでしょう。

理由の一つに「うまくいっている相手」と自分の立場に、そこまで大きな差がなさそうに思えることがあげられます。

人は自分に近い人に「羨ましい！」と嫉妬するのですが（あまりにも身分や立場が違うことがわかる相手には嫉妬ではなく憧れるのみです）、ＳＮＳが発達した現代では、他人と自分の垣根が異常に低くなってしまっている傾向があります。

実際は、相手が自分と同じ立場である（年齢、性別、会社員、学生、夫婦の片方、独身、恋人がいる、恋人がいない等のカテゴリが似ている）とＳＮＳの自己紹介に書いているだけなので、本当に同じ立場かも不明なのですが、割とそこは素直に皆信じます。

自分と類似点が多ければ多いほど、その人が羨ましく思えます。
もっと突っ込んだ言い方をすれば**「同じような立場だけど、内心自分のほうが優れている」と思い込んでいた相手がうまくいっているときほど、人は猛烈に嫉妬します。**

たとえば、自分と同じようなプロフィールの人が、ごく普通のことをツイートしてバズっているのを目にすると、「自分だって同じようなツイートしたのに、自分はバズらなかった。何で⁉」と思ってしまうのは、普通に理解ができる感情です。

バズるということは多くの人の目に触れることで、ある種の承認欲求を大きく満たしてくれます。「いいね！」やＲＴ（リツイート）を多くもらえばもらうほど、自分の意見を肯定されたような錯覚を得ますし、バズったツイートは、最近ではいろいろなネット記事にまとめられるため、一見「有名人」になったように錯覚しやすいです。

もしこれが全く知らない赤の他人であれば、羨望するだけで済んだかもしれませんが、自分の知り合いがバズっていた場合、嫉妬は加速度的に増えます。

なぜなら全く知らない人よりも、知っている人のほうが「さらに自分の身近」な存在だからです。自分とそんなに大差のない人間が皆から称賛されればされるほど、人は嫉妬します。「私だって同じ称賛を受けられたはずなのに！」と。

しかし、そもそも誰かが成功した、いい思いをした、ラッキーだったとして、そのことで自分が損害を受けているんでしょうか？

たとえば、仕事で何もしていなさそうなのに評価の高い同期がいたとします。

ただ、「仕事で何もしていなさそうだ」というのはあなたの視点だけでしかなく、実際にはコツコツ地道に勉強したり、得意先との関係を積み上げたりした結果、売上を大きく稼いでいるのかもしれません。

あるいはクセの強い上司を怒らせないために、上司をよく観察して個別対応をした結果、怒られなくなったのかもしれません。

びっくりするほどステキな男性と結婚した女性は、お見合いパーティや合コンに熱心に通ってステキな男性と会う機会を増やし、会う人ごとに「婚活中なんです！」とオープンにして、より多くの紹介を受けていたのかもしれません。

成功した彼ら彼女たちは、あなたがやっていないことを地道に積み上げた結果、あなたの羨むものを手に入れただけです。

その人達がいたから、あなたが損をしたということは多分ありません。

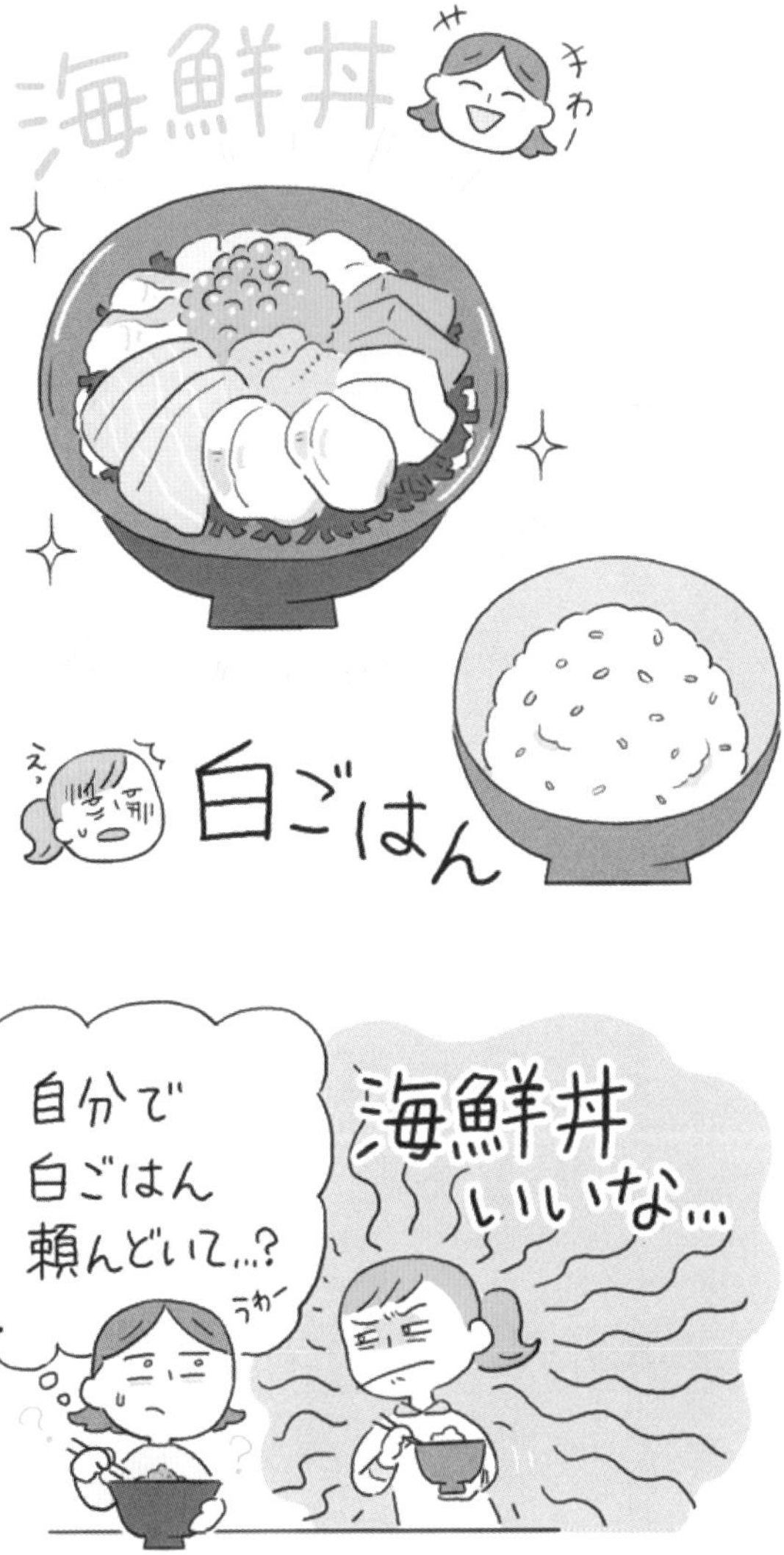

POINT

誰かが成功したり、いい思いをしたりしたとしても、あなたが損害を受けるわけではない。

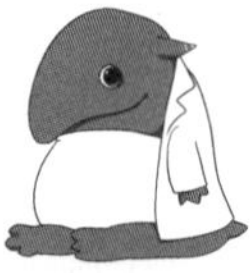

嫉妬は、他人に対しての自分勝手な格付けや競争から生まれる

そもそも**嫉妬というのは、「自分の脳内で発生している、他人に対しての自分勝手な格付けや競争」**でしかありません。自分一人が勝手にイライラしたり、ムカついたりしているのです。

でも、気に入らない相手にイライラしたりする気持ちはわかります。イラッとするマイナスの感情が生まれることは止められませんが、自分の脳内の幻想を、自力である程度コントロールすることは可能です。

頭の中で模擬戦を繰り返し、嫉妬に苦しむ低レベルの自分から、そうした感情を超越した上位レベルの自分を思い描いてみましょう。コツがつかめれば、ネガティブな感情をポジティブな感情で上書きすることができます（これについては第3章で詳しく説明します）。

たとえば、私のライバルを同業の精神科医のE先生だと仮定してみましょう。

E先生と私は、卒業後の臨床経験も同じようなものです。臨床能力としてもそんなに実力は変わらないように思えます（＊1）。

なのにE先生は、多くのファンから支持され（＊2）、たくさんの本を書いている売れっこです。様々なメディアでもてはやされて（＊3）、さぞ、お金も稼いでいるんだろうな（＊4）。羨ましい！　自分だって同じようなプロフィールなのに、どうして私はそうではないのか？　さて、この話を振り返ってみましょう。

＊1：自分とE先生はそんなに変わらない

変わらないと判断した理由は何でしょう？　卒業後の年数は数字なのでわかりやすいですが、臨床能力なんて全くわかりません。専門医とか指導医、その他の資格もあくまでも試験などは通過したという証明にしかなりません。特に、精神科医は患者さんとの相性もありますから、なかなか「あの先生と自分は、同じ程度の臨床能力がある」とは言えません。

これは医者でなくても同じではないでしょうか。学生なら同じ程度の学力といっても模擬試験の相性で変わりますし、会社員でも同じような事務能力って、どんなところで判定されるんでしょうか。こう考えると、人は結構脳内で「あの人と自分は同列」「あの人は自分より下」などと勝手に判定しているようです。

＊2：ファンから支持されている

自分のことを支持してくれる人を得ることは、奇跡に近いことです。数多くいる人間の中から「この人は好きだな」と思ってもらえるということはありがたい話です。羨ましがっている時点で、ファンが少ない理由も理解できる気がします。

＊3：いろいろもてはやされている

単刀直入に言いますと「それを言っても自分がもてはやされるわけではないから、言うだけ無駄」です。もてはやされるには、それだけの理由（話がうまい、聞きやすいだったり、書くのが早い、わかりやすいだったり）があります。そうなりたいなら、自分がなぜもてはやされないのかを考えて対策を練るほうが、事態が改善する可能性があります。

＊4：お金を稼いでいるんだろう

人間は品性を失ったときが、一番見苦しいものです。これまでも何度かツイッターでも言っていますが「**思うは知性、言うは理性、選ぶ言葉はその人の品性そのもの**」なのです。心で思うのは仕方がありません。でも、これを口にした途端に下品になるものの一つが「他人の収入」です。Ｅ先生が儲けていようがいまいが、それは自分の財布には何も関係ありません。

上記をまとめますと、割とよく聞く「自分と似たような立場の人間に嫉妬する」ということが、いかに意味がなく、かつ見苦しいかということがご理解頂けるのではないでしょうか。他人がどうこうしていても、自分には全く関係ありません。

他人と比較していいのは「すごい。自分と似たようなキャリアなのに、こんなことができる人がいるんだ。なら自分にも可能性があるから、実現するまで努力してみよう！」と思えるときくらいです。

イライラモヤモヤして、悪口を言いふらしてしまいそうなら、見ないほうがなんぼかマシです。情動が不安定で、他人のことを悪く言うだけの人間を見て好きだと言う人はいません。そういうクセに心当たりがある人は、今すぐその思考回路とお別れしましょう。

相手がどうこうではなく、すべて自分の問題として物事を解決していくようにする

でもそんなにいきなり言われたって、相手のことをいろいろ言いたくなるのは止められません！　というのもわかります。

自分で「お別れしましょう」と言いましたが、それを言われて即「あ、はい、止めます！」と止められるなら、この世の中にこんな「こうすればラクになる」的な本は大量に売られていませんね。

人間は、どうしても**今の立場や境遇の原因を、自分以外のところに見出したくなる生き物**です（即頭を切り替えられるなら、おそらく悟りの境地に達していると思います）。

何かを見て反射的にムカつくな、と思ったときに、せめてその負の感情をもう少し利用価値が出るように無理やりにでもねじ曲げていけたら、少しは明るい未来につながります。

たとえば、私がライバルであるＥ先生についてどう思うか聞かれた場合は、次のように答えるように意識すると思います。

「今話題のＥ先生ですね。いつもよいことを言われますし、評価されるだけのことはありますよね」と（ムカついていないかのように）相手を悪く言わないように心がけつつ、

「ちなみに、私はこう思います」

とちょっとだけ自分の考えを添えて終えられたら自分に花丸です。

このほうが、誰がどう見てもＥ先生の悪口を言うだけの人より、いい人に見えるし、自分の品位を落とさずに済みます。

繰り返しますが、嫉妬とは、他人に対しての自分勝手な格付けや競争にすぎません。勝手に自分で妄想してイライラしていたらメンタルが持ちません。

現実に自分が被害を受けているわけではないことを理解し、自分で自分の首を絞めるようなことからは、そろそろ卒業しましょう。

相手がどうこうではなく、**すべて自分の問題として物事を解決していくようにすること。そうできれば、嫉妬のネガティブ感情からも解放され、ずっとラクに物事を考えられるようになります。**

POINT

頭の中で模擬戦を繰り返し、嫉妬に苦しむ低レベルの自分を手放すよう練習する。

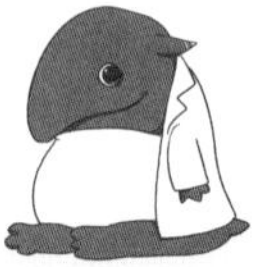

どんなにキラキラしている人も、悩みを抱えていることに気づきましょう

世の中には、仕事をバリバリがんばって、その傍らで子育ても完璧にして、「私の人生は充実しています！」と笑顔で自分磨き中の自撮りでＳＮＳを更新しているインフルエンサーがゴロゴロいます。

しかも、芸能人でもなければ貴族でもない自分と同じ一般人が、です。もちろん、その人は「できる」のだからやっていますし、幸せなのでしょう。

でも、その人と同じことをできない人が、一生懸命に真似ようとしても絶対成功しません。そして、「あの人はこうしたらできたのに、何で自分はできないんだろう……」と自己否定感をどんどん強めていても、そりゃそんな「できない努力」をしている間は、誰だっていつまで経っても幸せな気持ちにはなれません。

そもそも別にインフルエンサーのやっていることなんて、完全コピーしなくてもいいんです。表に出ている幸せそうな顔の陰で、インフルエンサーがどんな気持ちを抱えているかなんて誰にもわかりません。幸せそうにしていた芸能人カップルや夫婦が突然電撃離婚しますし、順風満帆そうな有名人も突然引退します。

逆を言えば、**SNSでどんなにキラキラしていようが、大なり小なり人は見えない不幸を抱えている**わけで、つまりあなたと多少違うにせよ、相手もあなたと同じ悩みを抱えた「タダの人」なのです。

できる人に同調できなくたって、同じようにこなせなくたって、それで不幸になるわけでもないし、流行りに乗れないことは何も悪いことではありません。

POINT

「自分にはできない努力」を続けていても自己評価が下がるだけで幸せにはなれない。

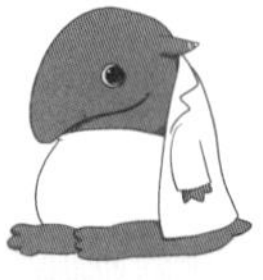

自分を守るために積極的に「人は人、自分は自分」という呪文を唱えましょう

自分にできないことを、がんばる必要なんてない。なのにどうしてがんばってしまうかといえば、**他人がやっているのを見ると、自分もできるような勘違いをしてしまい「自分もやれるはず！　やらなきゃならない」と思ってしまう**からでしょう。

「あの人はできているのに、自分はできていない……」

「あの人が持っているものを自分は持っていない……」

先述しましたが、**そんなふうに他人と自分を比較してしまうことが、苦しみを生む一番の理由**なのですが、あなたはそれに気づいているでしょうか？

たとえば、速記をするのが、ものすごく上手な人がいたとしましょう。人の話を、聞いたそばから、手帳などにほぼ全部メモしていける能力。普通に便利です。

ところが、そんな人が「自分の周囲の人がやっている、パソコンのタッチタイピングができない」とめちゃくちゃ、悩んでいたりもするのです。

「それ、速記で補えそうだし（工夫すれば）別にいいんじゃない？」と伝えても、そういう精神状態の人は、自分のできることはなぜか無視してできないところばかり強調し、自分にダメ出しをしやすいもの。これと同じようなことで自信を失っている人は多いのです。

ご飯も美味しくて、お掃除もしっかり、洗濯なども上手に時間配分してやっている主婦の方が、「友人がインスタグラムで上げているような可愛らしいお弁当がつくれません！」と自分を卑下していたり、事務的な能力がものすごく高くて「あの人のつくる資料が一番見やすい！」と皆に評価されているビジネスパーソンが、「同僚のように上手にセールストークができないんです……」と嘆いていたりします。

皆自分のできるところを全部無視して、他人と比較して自分を貶《おとし》め凹んでしまい、最悪なケースでは心を病んでしまいます。

これは本当にもったいない話ですが、本人は至って真剣に**「だから私はダメ人間なのです」と口を揃えて診察室で訴えられます。**

見方をほんの少し変えるだけで問題は解決するんですが、こういう細かい誤解の積み重ねがあることを、ご本人が納得するまでには時間がかかります。

POINT

人には得手・不得手がある。自分が苦手なことでがんばる必要はない。

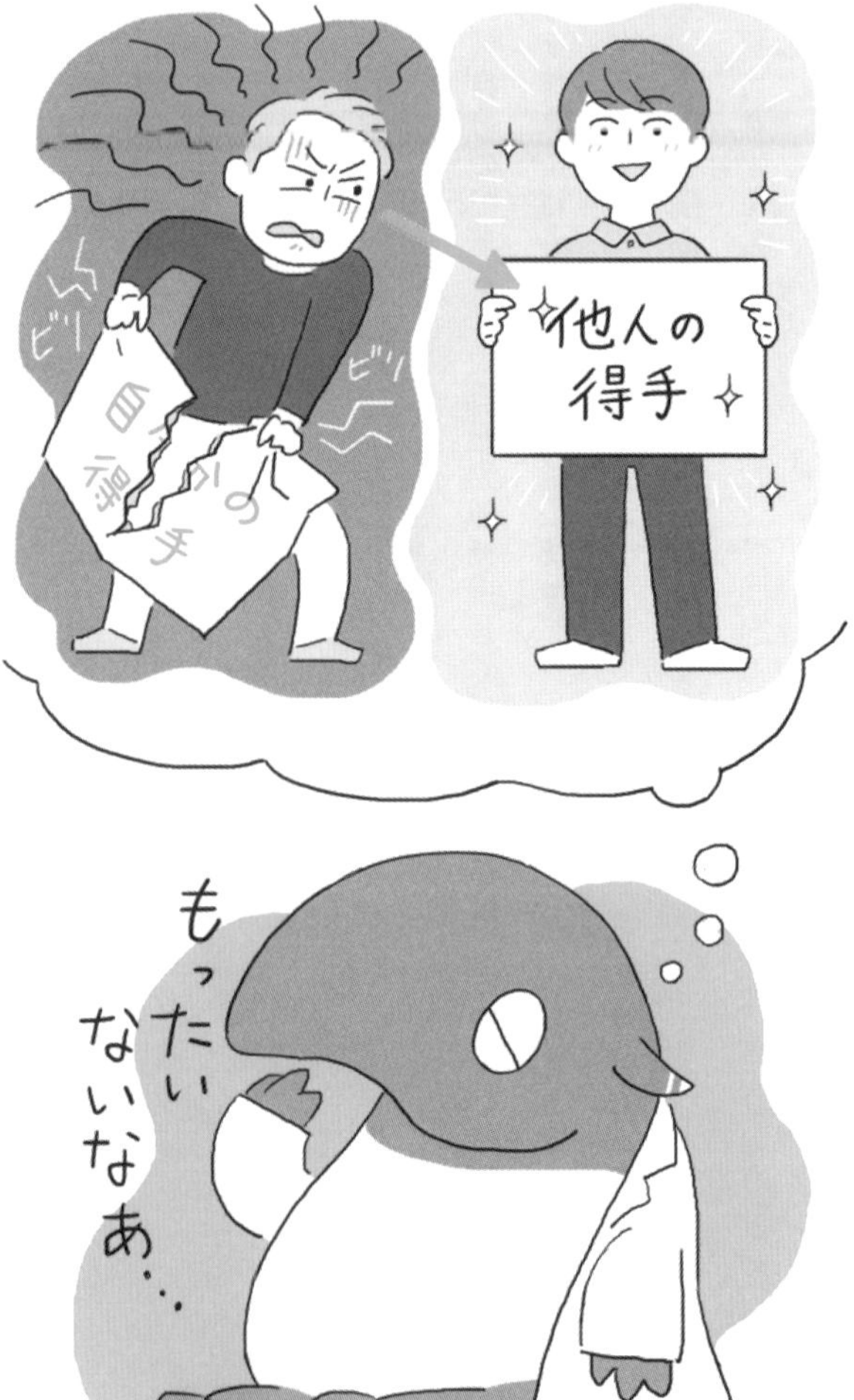

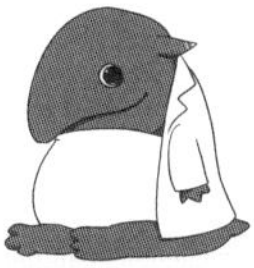

自己否定して「何かした気分」になるのは止めましょう

自己否定の多い人は、とかくいろいろなことを否定名人と言いたくなるほど、否定しがちです。

たとえば明日、就職活動の面接があるFさん。面接前にいろいろ考えます。

「自分は記憶力が悪いから、考えてきたことをその通りに話せないんだろうな。運もいつも大体悪いほうだしな。面接官も絶対嫌な人に当たっちゃうんだろうな。緊張してきた。緊張したら元々コミュニケーションが下手なのに、いつもよりもっとしどろもどろになっちゃうんだろうなぁ。あー面接なのに口ごもっちゃったら、きっと相手も呆れちゃうだろうな…いや、最悪面接官を怒らせてしまったら……云々」

面接や本番前のイメージトレーニングは何においても必要ですが、こんな感じで「僕の考えた最悪の面接！」ばかりイメージトレーニングしていたら結果も最悪になりやすいです。自分の脳内でつくり上げてしまった恐ろしい面接官を相手に、勝手にオドオドしながら面接をスタートしてしまったら、当然結果もよくなるはずがありません。

では、なぜ人は自己否定をし出したら、止まらないのでしょう。それは、**自分を褒める理由を探すよりも、自己否定の理由を探すほうが簡単**だからです。

「自分を五個褒めてみてください！」と言われて、すぐに五個並べられる人は少ないですが、「自分のダメなところを五個あげてください！」と言われると、皆「五個どころか…」といくらでも並べることができます。

真面目に生きている人ほど、自分の行動への文句やダメ出しは簡単に思いつくのですが、反面自分のよいところを見つけたり、褒めたりすることには慣れていません。

自己否定することの最大のダメなところは、なんと言っても**「自己否定していることで何かちゃんとやった気になってしまう」こと**です。先ほどの面接前日のイメージトレーニングも、「何も考えずに寝る」よりも、「自分なりにイメージトレーニングをしたから面接対策やったもんな」と自分が何かやった気にウッカリなりやすいです。

でも、自己否定イメージトレーニングから入った場合は、「では、その対策をどうするか？」まで考えてやっと完了です。じゃないと「対策」になっていませんよね。

なのに「あー、こんなにいろいろ考えたけどダメだこりゃ」でほとんどの人が終わります。これは「何も考えずに寝る」ほうが変な気負いがない分、対策としてはマシなのに、対策を考えたフリだけでごまかしている状態。完全に無意味です。

「記憶力が悪いから、どうしてもアピールしたいポイントだけは覚えておいて、最初の言葉だけでも親指の付け根にボールペンで書いておくか」

「運が悪いので嫌な面接官に当たっても予想通りだなって思えるからマシだな」

「緊張して口ごもったとしても、自分はしゃべりが自慢の芸人でもないし、伝えたいことが不格好でも伝わればいいや」

「面接官がここまで受験者を緊張させるほうが悪いとも言える。面接官が圧迫面接するタイプなら、その会社のレベルが低いってことだから受からなくていいや！」

とか、全部自己否定に対しての対策、及び切り替え準備までやって初めて「面接のイメージトレーニングをした」と言えるんじゃないでしょうか。

え？　やれない？　なら何もしないで寝ましょう。何度も言いますがそっちのほうが、悪いイメージで面接を受けなくて済む分、良い状態で面接を受けられます。

世の中**「やらないほうがいいこと」「やるだけ時間の無駄になること」がたくさんあります。**そのうちの一つが「自己否定して、やったつもり、やったフリして自己満足する」ことです。

POINT

自己否定して、やったつもり、やったフリして自己満足する時間は無駄。

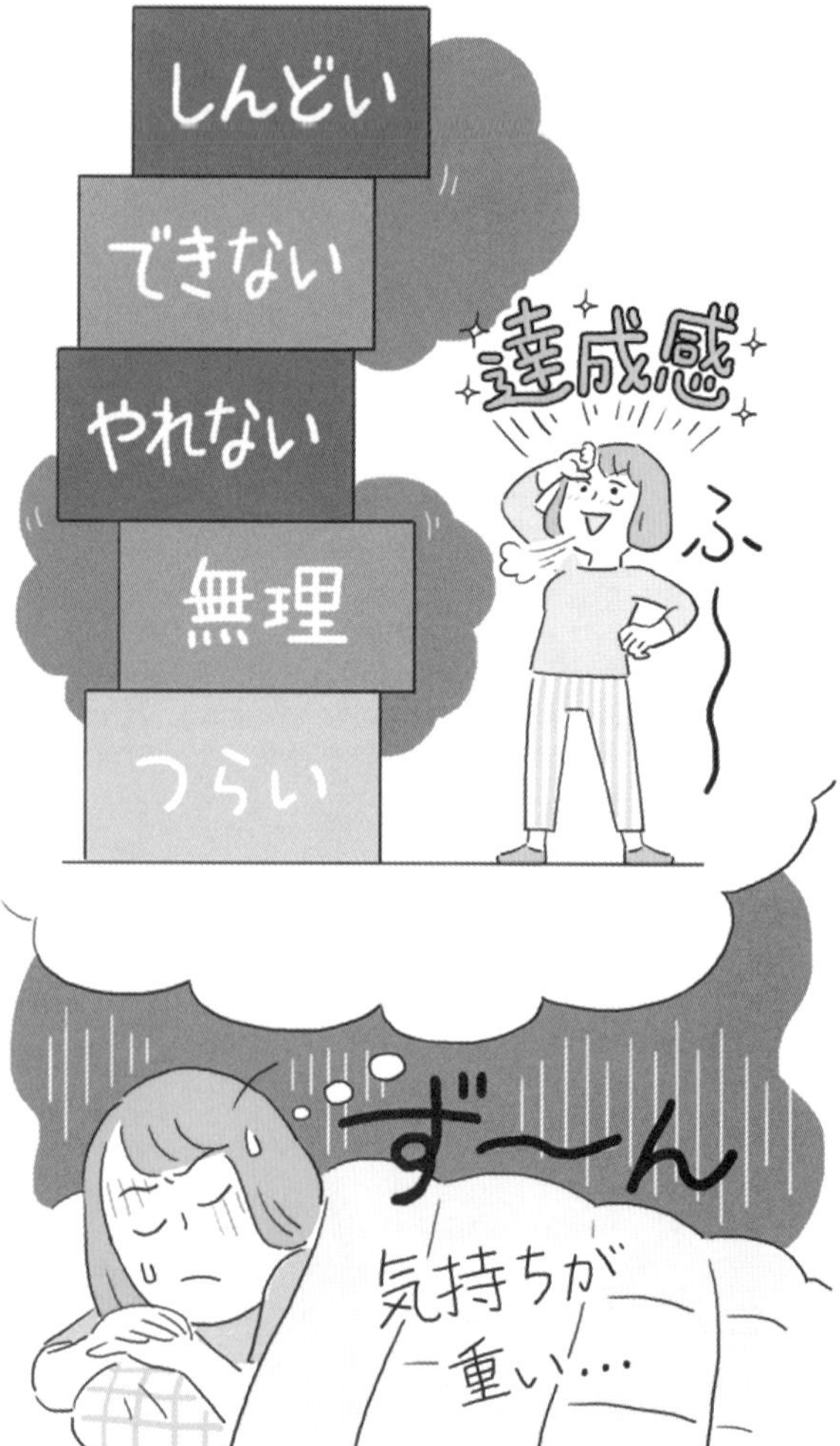

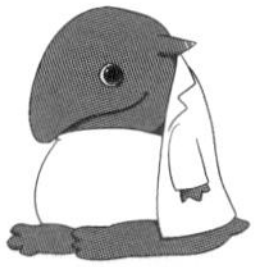

考えたフリをして、何かを止めたときにつかっている「ダメぬるま湯」を知っていますか？

自分には「できない」し、本当は「やりたくもない」ことを、周りの人がやっているからといって、無理をしてがんばる必要はありません、と何度も言ってきました。

でも、本当は「やりたい」のに、それを「できないこと」にして諦めるのも、逆にストレスの原因になってしまいます。

そもそも「自分にできないことを理解する」のと、「これは無理だと決めつける」のは、全く別の問題です。

「やってみたけど、やっぱりできなかったこと」であれば、キッパリ諦めて放棄することもできますが、**「きっと無理だから仕方がない」と、やらずに放棄したことは、自分の中にしこりを残しやすい**ものです。ここでまた突然の例え話です。

「やれるかどうかわからないけれど、できるところまでやってみよう！」と覚悟を決めて挑戦する行動を、GさんとHさんが熱々の温泉に入るかどうかに例えてみましょう。

Gさんは、見るからに熱々で、とても自分には入れそうもないけど、意を決して湯舟につかりました。我慢して入ったものの、やはりすぐ飛び上がって出てしまいました。そして、「やっぱり熱くて、とても自分には無理だ」と諦めました。

一方のＨさんは、「きっと熱すぎて入れないから自分は止めておこう。Ｇも無理だったし、自分でできないことを冷静に判断した自分は偉い。できないと想像したから入らない。この温泉以外のもうちょっとぬるい湯を探したほうがいい」と言ったとしましょう。

このＨさんの言い分は、一見自分の忍耐力を客観視し、そのうえでやれるかどうかを判断したように見えますが、これは「言い訳のぬるま湯」とも言える状態です。

熱々の温泉には入れない、だからぬるま湯につかっておこう。同じお湯だし、変わらないよねと思っても、熱々温泉に入ったＧさんは、上がった後に（成功したか失敗したかに関係なく）「挑戦してみた」という満足感で心が満たされたり、その体験で味わったことが教訓として心に残ったりします。

一方のぬるま湯のＨさんは、苦労も喜びも挫折も感動もないままで終わるので、この温泉のこと自体もあまり記憶には残らないでしょう。

ダメぬるま湯に入ったＨさんは、そのときは踏ん切りをつけたつもりでいても、「あのとき足先だけでも挑戦しておけばよかった。意外にＧさんと違って自分は入れたかもしれないし……」などと、変な後悔や自己否定感が心に芽生えてくるのです。

「求人広告を見てもいい感じの会社がないから転職することができない」
「日々忙しくて交流会やセミナーに行けない」
「通常業務が忙しすぎて、資格の取得にチャレンジする気力がわかない」
など、いろんなことで「だから仕方ない」と、この「ダメぬるま湯」につかっている人はたくさんいます。皆何かしら「仕方なくできない理由」をつくっているのですが、実際のところ実現させようという努力はどうでしょう？

行動した結果、自分には向かないときっぱり諦めるところまでやれれば、あとあと「あのときやっておけば……」とぐちぐち後悔を感じることもありません。

だから**「やってみたい！」と思うことがあったら、あれこれ考えずに、とりあえず一回やってしまいましょう。**うまくできなくたって、思い通りにならなくたって、それを責める他人なんていませんから大丈夫です。思い切りやって玉砕したとしても、少なくとも「やらなかったことへの後悔」は絶対に生まれないのです。

今日から少しだけでもいいので、**自分の気持ちをダメなぬるま湯につけて「何となく考えたフリ」をして自分の心を騙すことを、まずは止めてみませんか？**

やってみたい気持ち
フローチャート

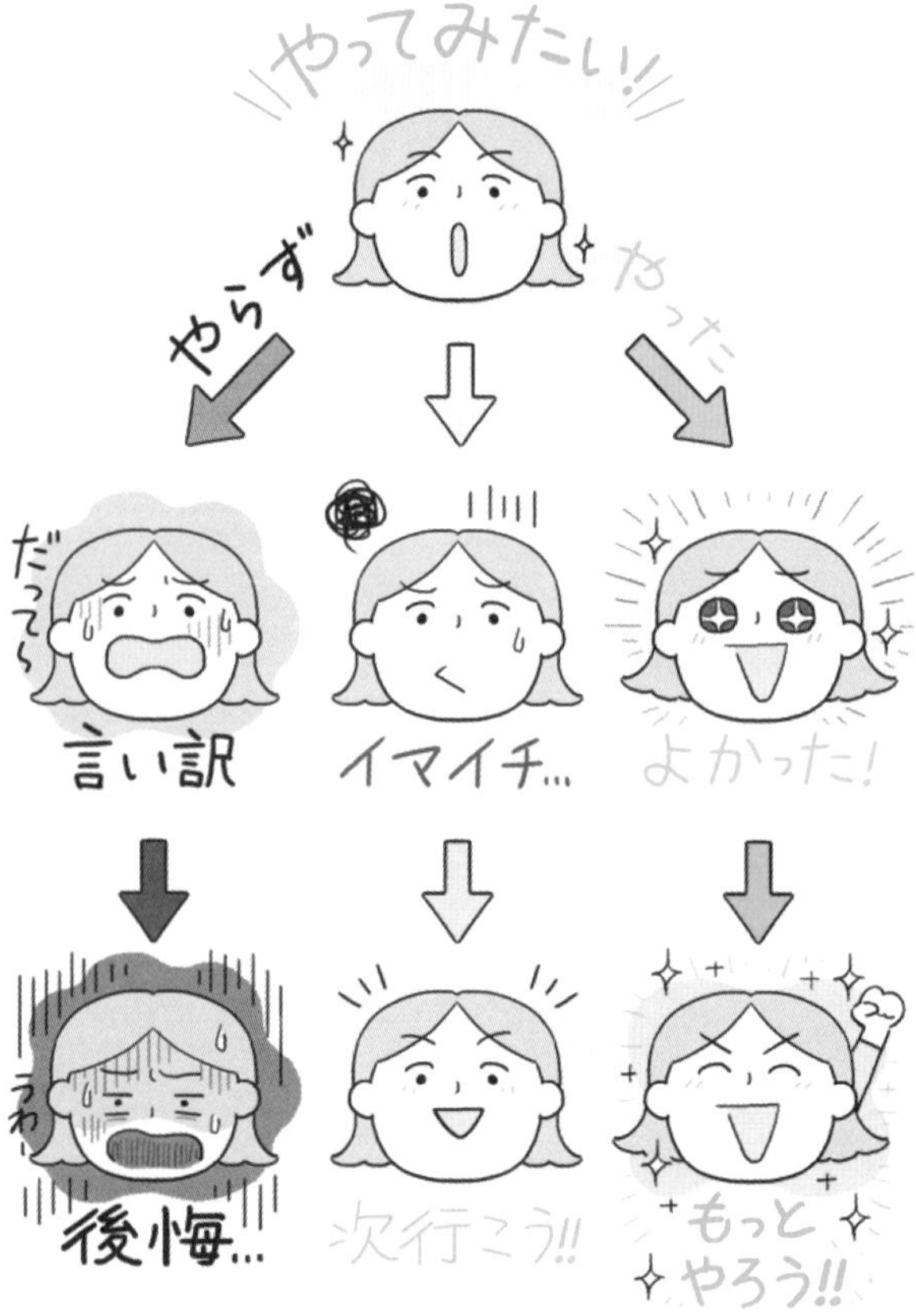

POINT

「やってみたい」なら、とりあえず一回やってみる。

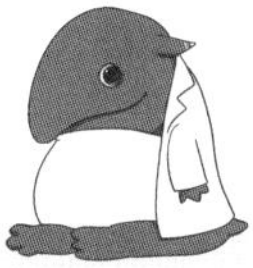

「できない」「きっと無理」…言い訳したくなるあなたへ送るイエローカード

前述の通り「やれない言い訳」というのは、一旦言い出すと、バリエーション豊富に無限に出てくる可能性があります。お金がないから、今さら遅いから、必死にやっていたらカッコ悪いから、自分らしくないから、雨だから、寒いから……。

かくいう私も、人のことをどうこう言えるほどできているわけではありません。私もなんだかんだと言い訳をつけて、放置していることはいくつかあります。

でも、言い訳をしている間というのは、抱えている問題は何も解決に進まない段階です。普通に考えてそれは当然ですよね。

太ったな、でも食事を減らすとストレス溜まるからな。運動してカロリー消費すれば多少食べたって問題ない！　さぁ食べたから運動しよう。でも、今日は雨が降っているから、ジョギングは止めとこう。家でストレッチは？　そういえば、9時から観たいテレビがあったなぁ。じゃあその後にしようか？　いや、今日はもう遅いし、寝不足になると太るって聞いたことあるなぁ。

よし！　明日からにしよう！

こんな日を繰り返している間は、いつまでも太ったままの現実は変わりません。

何もしていないのに、した気分で自分を責め出したら赤信号！

言い訳をして前に進めないだけなら、別にそれは誰でもやってしまいがちです。

先の例であれば、「実はそれほど太っていることを気に病んでいない」なら覚悟もそんなにありませんし、こんな感じでダラダラ延期に次ぐ延期も「その程度の悩み」ということですから、正直そこまで問題視することはないです。

問題は、やったつもりで自分はダメ人間だと決めつけ自分を責め出したときです。要注意の黄色信号が、途端に赤信号に変わります。

「いつまで経っても、痩せることができない体質だ！」

「いつまでも幸せになれない。私はダメ人間だ！」

何もしていないのだから、変わらないのは当然です。それなのに、していない事実を責める前に、**自分の存在そのものを責め始めたら、生きづらさを自分で生み出していることになり、危険です。**

自分自身を全否定する前に改善するべきところは、「自分に言い訳をしている行為」です。それなのに、やっていないことを棚に上げて「自分はダメだ！」と無意味に責めたって意味はないし、自分がしんどく不幸になるだけです。

結局、この問題の解決方法は至って簡単で、言い訳をしていることを「やる」か、「やらない」かを決めきるということになります。

別に必ずしも、やらなきゃいけないということはありません。

「自分は太っていても構わないから」とか、「今のままで十分に幸せだからいいか」とか、「平均に比べたら、さほど太っているわけでないから別にいいじゃない」と思えるならやらなくてもＯＫ！　悩んでいることを、さっさと放棄してしまいましょう。

ただ、人は先の「ダメぬるま湯」のように、本当は納得していないことを先延ばしにするために「納得したフリ」をする傾向があります。これがぬるま湯です。

でも「あれ？　この考え、もしかしてやったつもりになるごまかしのぬるま湯？」と気づいた時点で、ほんの少しでも行動を起こしておいたほうが、あとあと幸せを感じられる可能性は高くなります。

仮に太ったままでも、ちょっとだけでも軽い運動をやっていたほうが、やっていないときより絶対「まぁ多少はがんばったな……」と自分自身を評価できます。

だって、何もしていないより絶対「努力」したことは事実ですから。

特別にストイックになる必要はありません。

ただ、**「お前、今言い訳しているだろう？」と少しだけ自分自身をチェックする視点は、自分をほどほどに律して生きるためにも重要なこと**です。

何でもかんでも許して、ヨシヨシと自分を甘やかすだけでは、誰も人として成長できず、結果そんなに幸せにはなれません。

だから、ちょっとだけ言い訳をしたら、自分にこう言いましょう。

「なるほど、わかるよ。でも、少しだけでいいから、やってみようよ！」

このように、自分自身にはっぱをかける意識は持ちましょう。

POINT

自分を甘やかすだけでは、人として成長できず、そんなに幸せにはなれない。

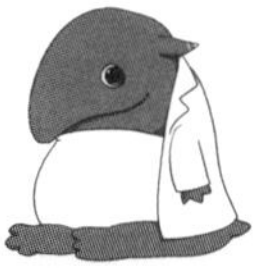

あなたの「しんどい」は「失敗が怖い」から生じているのかも

人が自分にマイナス評価をつけるのは、何かについて「失敗した」という判断をしたときではないでしょうか？

それは仕事のことかもしれないし、人間関係にかかわることかもしれないし、「親である」とか「夫や妻である」という立場の問題かもしれません。「こうありたい」と、自分が描く姿とのギャップかもしれません。

いずれにしろ、「失敗した」と思うことがある場合、自己評価は必ずマイナスになります。当然、マイナスが続けばしんどくなるし、しんどくなりたくないからこそ、「失敗をしたくない」という気持ちもどんどん強くなるでしょう。

けれども**自己否定がクセになっている人は、ほぼ何につけても「失敗した」と考えてしまうので、自己否定のクセがない人と比べると格段にしんどさがモリモリ蓄積**していきます。

何をしても「失敗した」という思考のクセがある以上、しんどさから解放される日はいつまでも来ません。

失敗したっていいじゃないと考える

ここでの「どうするか!?」の正解は**「失敗したっていいじゃない！」と考えるクセを身につけるという視点の追加**です。

「失敗したっていいじゃない！」と考えられるようになれ！　って言われてもそんなこと言われて「はい、気にしません！」ができれば苦労しませんよね。

かなり無茶なことを言っているようにも思われそうですが、そもそもあなたが「失敗が怖い」と思うのはなぜでしょうか？

「失敗したらダサいから」

「失敗したら怒られるから」

「失敗したらどうしていいかわからないから」などなど…。

いろいろ理由があげられると思いますが、結局、それは言い換えると**「失敗に慣れていないし、失敗したら実際どうなるかわからないのが怖い」**ということです。

たとえば、子どもの頃に、家の中だったり山だったり公園だったりという場所に、友達と秘密の基地をつくろうとした経験のある人はいますか？　段ボールを持ってきて、要塞のようなものをつくったり。ビニールシートなどで屋根をつくるという大掛かりなものや、どこかの建物の横に座れる石を運んできて秘密の場所をつくるようなものだったり。自分の部屋の片隅に椅子を運んできてシーツを被《かぶ》せたり。何でもいいです。そこに潜り込んで、秘密を楽しんだことはありませんか？

　どんな規模だったとしても、子どものやることなので秘密は、そんなにうまく守り続けられません。屋根は思っていたよりうまくかけられず、雨の次の日に見に行ったら崩壊しているかもしれない。誰かに見つかって潰されてしまうかもしれない。下手したら立ち入り禁止の場所なら大目玉を喰らいます。

　守れない＝失敗ですが、子どもの頃あなたは、「屋根なんて無理だから」とか「どうせ潰れちゃうし」とか「片付けなさいって怒られるし」とか言って、秘密基地をつくることを最初から諦めていたでしょうか？

　どうにか大人の目を盗んで秘密の空間を、一瞬であったとしてもつくろうとしているとき、失敗したらどうしようという考えは、多分頭になかったんじゃないでしょうか。

　それこそ「失敗したって、バレたって、今楽しいからいいや！」でやれていたんじゃないでしょうか。そして失敗したり、バレたりするたびにちょっと改良したり、ちょっとうまく隠したりのスキルが上がったのではないでしょうか。あなたがその秘密を諦めるまで。
大人の「しんどい」には、こうした「失敗したって、また、次どうやるか考えて出し抜いてやろう」という図太さが欠けています。

失敗＝次につながるチャンスと考えれば、しんどさが消える

仕事で失敗して上司の期待を裏切るのが怖いからと、チャレンジを避ける若い社員は多いようです。

そもそも日本の教育上、大学までは散々「個性が」「自分らしさが」などと言っておきながら、就職した途端に「協調性を」「和を乱すな」と全く方向転換した「常識」を押し付けてくるので、過渡期の人は真面目に考えれば考えるほど「何をやったら失敗じゃないのか？」と面食らい、なるべく無難で目立たないようになりがちです。

しかしチャレンジを避けていては、仕事のスキルは上がりませんし、同じことの繰り返しだと仕事の面白さに気づくチャンスもありません。無難を選ぶと、その反面仕事の本質が見つけられず、続けていくことがしんどくなるのも仕方がないかもしれません。

でも、逆にあなたが何かに挑戦して、何度も失敗していたとしたら、そのたびに上司は

ガッカリしているんでしょうか？　多分していません。

そもそも、失敗が会社に物理的な損害を与えたらその時点でストップがかかります。止められていない時点で、その行動にそこまで問題はないのです。

挑戦して失敗して、それで特に会社から警告されていないなら、「上司をガッカリさせてしまう」などと考えなくてもOKです。

それどころか「どうせ上司は、今回もうまくいかないと思っているだろう。でも今度は成功して上司を驚かせてやるぞ」くらいのスタンスで何度もやっているうちに、最初に抱いていた「こんな案、企画会議に出して大丈夫かな…」という不安感は、もうなくなっていることに、あなたは気づけるでしょう。

失敗＝終わりではなく、次につながるチャンスであることをあなたが理解し納得したとき、仕事のしんどさが一つ消えることになります。

恋愛なども同じです。

暴力や暴言が当たり前の最低なクズ野郎としか思えない男性と、なかなか別れられないという方が診察に来られることがあります。話をしていると、「彼がいないと私は生きていけないし」と、勝手に自分はそのクズ野郎としか付き合えないと思い込んでいたりします。そういう男性は、大概暴言の中で「お前なんか俺くらいしか相手にしてもらえないんだぞ」という人格否定を入れてきます。その言葉の鎖によって、より強固に「この人しかいないんだ」と思い込まされている人が多いです。

こういう人は、似たような男性としか付き合っていないか、その男性が初めての恋人だったりします。なので、恋愛で他の挑戦（違うタイプの人と付き合う、恋人と別れてしばらく一人で過ごしてみる）をするのが怖いのです。

でも、何度か挑戦して失敗をするうちに「まぁ、この人と別れても、また次の恋人がいずれできるだろう」と思えれば、すぐに別れるアクションがとれ、しんどさを減らすことができます。意外に一人になってから「自分は他人とずっと一緒にいるのに向いていなかったな」という発見もあるかもしれません。

別れることに挑戦できないのは、やはり失敗慣れしていないからと言えるのではないでしょうか。

POINT

失敗に慣れることで、しんどさは消すことができる。

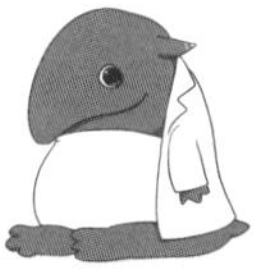

人間の持つ飽きる心を利用して、恐怖や不安に打ち勝ちましょう

人間は、正直どんな体験にも慣れるものです。

今の環境を失ったら生きていけない！　と強く信じていても、大災害によってその環境が崩れれば、1年後には別の環境でしんどいながらも、それなりに人生を送るようになります。

一番わかりやすい例は、「一発屋のお笑い芸人の1年後」です。一発当てたお笑い芸人は、流行時は猫も杓子も、皆そのネタで盛り上がります。病院でも「今流行りの芸人さん」を私が知らないと、患者さんや看護師さんに笑われます。

でも、同じネタの話を延々何年もしている光景を、私は見たことがありません。

皆、それに飽きてしまうのです。

これは、お笑いの話だけではなく、恐怖や不安に対しても同様です。

なので「失敗が怖い」というその恐怖心も、何度も似たような体験を繰り返せば怖さが薄れます（これはＰＴＳＤの治療でも使われる手法です）。

怖いと思う辛さを解決したい場合、あなたが怖いと思うことにあえて挑戦することが、解決への近道です。

これは、本書で繰り返しお伝えしたい、一つの真実です。

電車でお年寄りに席を譲って失敗体験をする

そもそも失敗という経験は、別にしてはいけない経験ではありませんし、特殊な経験でもありません。

自分の身近に仕事ができる会社員や、あるいは理想的な家庭を築いている人がいたら「あっちは私と違って失敗しないからいいな」と思うかもしれませんが、そんなことはありません。

「仕事ができる会社員」も、案外と小さな失敗はするものですし、理想的に見えるカップルも、実は裏で些細なケンカ（失敗）をしていたりしています。

ただ、人は自分の失敗をあまり公表しませんから、傍で見ていてもわからないだけです。

それでも失敗することが怖いなら、あえて小さな失敗体験を実践してみればいいでしょう。お勧めなのは「**電車でお年寄りに席を譲る**」というものです。

最近は、これができない若者が増えているようです。

席を譲ろうとして、断られるかもしれないと「席を譲るのを失敗」するのが怖いわけです。

とりあえず電車に乗って、譲れそうな人がいれば「どうぞ」と席を譲りましょう。その後は、そのまま電車内の離れたところに移動してしまえばＯＫです。

その後、余裕があれば隣の車両から自分のさっきまで座っていた座席を見てみましょう。譲った相手が座っていれば成功！　でもひょっとしたら意図が伝わらず、席は空いたままになっているかもしれません。これは定義するなら、「失敗」なのかもしれません。

でも仮に失敗したとして、何かあなたの人生に困ったことは起こるでしょうか？

何も起こりませんよね。

最初は、恥ずかしさとか反省点など、いろいろ考えて落ち込むかもしれませんが、数時間もすれば大体忘れているはずです。

何度も譲り続けるうちに、譲ることが日常に溶け込み、あなたの悩み（「お年寄りがいたのに座席を譲れなかった」「譲るべきだったかもしれない」など）は一個消えることになります。

まぁ、これもあなたが疲れていたら、無理にやらなくてもいいです。

大体は失敗なんて、そんなものです。繰り返してみれば、断られることはだんだんと気にしなくなります。

むしろちゃんと席を譲れた場合に、「よし、今日はいいことができた」と、ただ自分の行為を素直に評価できるようになっているでしょう。

成功と失敗の差は、実際そんな程度です。失敗が普通で、たまに成功するからこそ嬉しいと思えるとも言えます。

そして、**どちらに転んでも、試した分だけ、一歩一歩人は成長できます。**

もし自分の立場が上司や親である場合は、部下や子どもにはむしろ早めに小さな失敗を経験させるべきでしょう。それで怒ったりせず、「いい経験を積んだこと」を素直に喜んであげるのです。

失敗は怖いことではないということがわかる、それだけで多くのしんどさは、解消されていきます。

POINT

成功しても失敗しても、試した分だけ、人は成長できる。

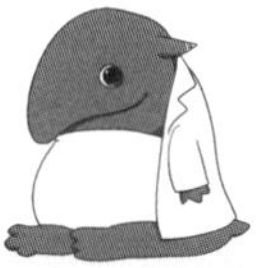

「失敗したらどうしよう」から「失敗してから考えよう」にする

「はじめに」で私のＡＤＨＤの話をしましたが、その特徴の一つに**衝動性**というものがあります。ふと思いついた瞬間に何も考えずにやってしまい、そのまま失敗するということも起こりやすいです。

こんなふうに人一倍失敗しやすい私ですが、自分がどういうときにそうなりやすいかをちゃんと分析し、しっかり治療を受けさえすれば、一応は精神科医として著しく仕事に支障が生じるということはありません。

そういう意味でも、ちゃんと**自分の特徴を知り、何ができるかを考え、失敗するたびに対策を立てていけば、多少自分の特徴が大変であっても何とかそれなりにこなせるようになる**と断言できます。１００点満点は無理でも、60点でも、70点でも、できていると考えていいのです。ここで強調したいのは、「**完璧に１００点でこなさなければできていないことになる、という思い込みは間違っている**」ということです。

この世の中に毎日１００点幸せハッピーラッキー！　な人もいなければ、毎日何も苦労せず、何でも完璧にこなせる人もいません。

あなたが知らない範囲で皆、何かしら自分が社会で困らないように準備し、工夫し、失敗を繰り返しながら、うまいことそれなりにやれているように見せること（擬態）に「今」成功しているだけです。誰でも欠点はありますし、できないことがあります。

だから失敗もするし、うまくいかないことがほとんどなのです。

でも、何度失敗をしたとしても、最終的に「今」何とかなっているのであれば、それでいいのです。だから、もう変えることができない過去を延々悔やんでも仕方がないし、起こってもいない未来を勝手に空想して怯《おび》えても仕方がありません。

失敗するか成功するかは、やってみないとわからない

もし**何かの行動を起こしたい気持ちだけはあって、それでも「どうしようかなぁ」「失敗したら嫌だなぁ」と悩んでいるならば、何も考えずに「とりあえずやってみる」ということにしたほうが、何倍も得**です。

失敗するか成功するかは、やってみて初めてわかります。

やる前にいろいろ「こんな失敗しないかな」と考えて立ち止まりたい気持ちは皆抱きが

ちでしょう。しかし、大概の失敗は想像していない形で起こることが常です。

想定していた失敗であれば、対処法も考えられるので、問題はありません。想定外な失敗をしたときに、どううまくごまかすかは、何度も経験しないと体得できないものです。

むしろ**最初から「失敗するかもしれないけど」と、割り切って行動を起こしてしまえばいいでしょう。そのほうが、もしも成功したときラッキーな気持ちにもなれます。**

生きていて起こるトラブルは、どうせ多かれ少なかれ想像を超えたものばかりです。ならば、あとでどうしたらいいかを考えて、帳尻合わせをするのがうまくなったほうが得です。人生は泣いても笑ってもたかだか80年程度。この有限な時間をグダグダ「でもな」「だってさ」「どうせね」と悩んでいる間に寿命がきてしまいます。

それよりは、**よりよい人生をいかに今からつくり上げていくかに時間を使う**ほうが、断然いいと思いませんか。

POINT

毎日100点満点で幸せな人、何でも完璧にこなせる人はいない。

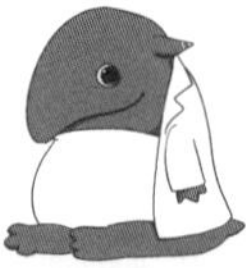

新しい考え方を受け入れることに成功すると、頭の切り替えが早くできるようになる

そうは言っても、行動を起こすのはなかなか難しい、と思われるのは当然です。

本書はあなたが生まれてこの方持って生きてきた、あなたの思っている「常識」や「生き方」を、根本から変えることが目的の視点を切り替える話がてんこ盛りです。新しい考えを受け入れるということは、とてもエネルギーを使います。

例えるなら、今まで平家の日本家屋で生活していた人が、最新型の高層タワーマンションに住み替えるようなもの。毎日階段の上り下りすらしていなかった生活が、どこに行くにもまず60階分エレベーターに乗るようになったら、最初は頭がついていきません。

どっちが良いかは人によりますが、**今あなたは少しでも人生が辛いと思っているから、この本を読もうと思ったはず**です。ということは、あなたは、自分の今の思考回路に大なり小なり不満や疑問があるのではないでしょうか。

この本に書かれたことを鵜呑みにして全部実行したら、過去数十年で固定されてきた価値観の一切が切り捨てられ、生き方そのものも大きく変わる！……。「そんなこと読書一冊で簡単にできるわけない！」と気づいたら変わろうとする自分を否定し出して、もとの場所に戻ってきてしまうこともあるでしょう。

でも、そんなサナギが蝶になるような大改革の段階を乗り切って、振り切ってしまえば、生き方はとてもラクになります。

しかも**一度、新しい考え方を受け入れることに成功すると、それが前例になって、これから先も頭を切り替えることが誰よりも早くできるようになります。**

切り替えの早さは、今のように複雑な世の中では特に必要なスキルです。

人類は次々出てくる新しいテクノロジーによって恩恵を受けながら、同時に次々と新しい悩みを抱えます。いろんな**不安やネガティブな言動にぶち当たったときに、素早く切り替える思考回路が得られれば、生きづらい問題にいちいち振り回されずに、自分で対処できるようになります。**つまり、それなりに幸せを自力でキープできるようになるということです。

POINT

素早く頭を切り替える思考回路を得られれば、生きづらい問題に自分で対処できるようになる。

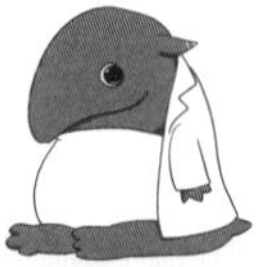

「人間は皆、平等！」を信じれば信じるほど辛くなりませんか？

様々な理由で生きづらいと思われている皆さんを、さらに奈落の底に突き落とすようなことを言うかもしれませんが、生きづらい人間が理解しなければならないことは、

〈そもそも、人は「平等ではない」〉

ということを知ることです。

全く身もふたもありませんし、しんどい言葉かもしれませんが、もしもこの言葉が少しでも刺さった人は、ある程度、この事実を薄々（かなり）理解している人だと思います。

環境に恵まれたラッキーな人もいれば、そうでない人もいる

まず、各個人はそもそもの生まれや育つ環境で、その後の成長に大きな差が出ます。

たとえば、母体にトラブルがあったかなかったか、出生時に仮死状態だったかどうか、低体重で保育器に入っていたか、生まれつき病気があったかなかったか……。

さらには、実家の資産や家柄、顔の美醜や知能、親と兄弟姉妹の人間性、親の教育方針、育てられる環境、親戚とのかかわり、地域の学校の教育体制、学校に一緒に通う同級生たちの人柄……。どれも人の思考の土台を形づくるうえで大事なものですが、どんな環境で生まれ、育ち、どう生きるかは人によって明らかに恵まれている、いないが存在します。

ラッキーなことに、「健康優良児で実家は金持ち。美形で兄弟も皆優しくて、友達も皆いいヤツ。悩み事は特になし」というふうに生まれた人もいれば、「生まれたときから病気がち、実家はお金が常になし。見た目は悪いし兄弟との仲も悪い。通っていた学校は荒れてて不良ばかりで、悩みがあってもそれを聞いてくれそうな人間はいない」というふうに生まれた人もいます。

アンラッキーを嘆いていても、何の得にもならない

「私は、不幸な星の下に生まれてきたんです！」

そんなふうに悲劇のヒーロー（ヒロイン）みたいに自分の生まれや育ちを、いろいろ言って諦めたり、「人はそれでも平等だ！」と主張していても、あなたの生きている状況は、全然変わりません。

お金がない家に生まれてきた人は、資産家の家に生まれてきた人より、経済的な不利を背負っています。肉体的な弱さを持って生まれた人は、強く生まれてきた人に、運動面でかないません。美男美女の夫婦から生まれた人に比べたら、そうでない人は容姿で悩むこともあるかもしれないです。

しかし、それについて嘆いていても実際、何の得にもなりません。

最初から格差がついて、生まれてしまっているんですから。

私だって親が大金持ちで働かなくてもやりたいことを好きなようにできて、ビックリするほど賢く、人に優しく、スタイルのよい完全無欠な人間に生まれたかったです。

でも「いいなあ、あの人ばっかりズルイ」と他人を羨んでいても、事態は何も変わりません。

まずは、その不平等をあるがままに受け入れ、

「じゃあ具体的にどうしたら、何をしたら自分の望みは現実的に叶うんだろう？」

という現実と向き合う覚悟をしなければ、「今よりよい人生」にはなれません。

かのスヌーピーも、漫画でよくこう言っています。

「配られたカードで勝負するしかないのさ！」

ないものねだりをするのではなく、どんなに見劣りすると思ったとしても、手持ちのカード（自分の性格や才能）で勝負をしていくことを決意し、カードの使い方を考えることが、人生をよい方向に変えるスタートラインなのです。

今は「あまり価値がない」と思うあなたのカードは、**自分への理解を深めるに従って最強のカードになり得る可能性を秘めていることを、ぜひ知って欲しいのです。**

POINT

「そもそも、人は平等ではない」という厳しい現実を受け入れ、自分に与えられたもので勝負すると覚悟を決める。

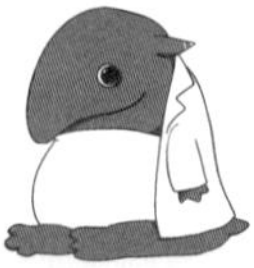

あなたに与えられた条件で、今よりマシになれる方法を探す

他人が楽々とできていることが自分にはできない場合、「それは諦めなければいけない」のでしょうか。それは確実に違います。諦める必要はありません。

でもどうやって？　の答えは、前述のスヌーピーが言うように、**「手持ちのカードで勝負する」方法を探す**ということです。実際、仕事ができるとか、勉強ができるということだって、皆が皆全く同じ条件なのかと言えば、実際はそうではないことが多いです。

勉強で言えば、自分一人で教科書を読んで全教科満点を取れる人もいます。実家がお金持ちな人は、たくさんの参考書を親から買ってもらっていたり、マンツーマンで教えてくれる家庭教師をつけてもらったりして成績を上げているのかもしれません。

お金はないけれど、たまたま勉強のできる賢い友人がいて無料で教えてもらって成績アップ！　なんていう恵まれているケースもあるかもしれません。

ここで「あの人は元が賢いから」「あの人はお金持ちだから」「あの人はいい友達がいたから」と、他人との差だけを見てグチグチ言うのは止めましょう。そうではなく、「自分の手持ちのカードを使って、同じような条件を満たすにはどんなことをしたらいいか？」を考えたほうが建設的です。

「勉強の仕方がわからなくて成績が悪いから、教科書の基本問題だけは学校の先生に聞いて解けるようにしよう」

「お金はないけれど、お兄さんやお姉さんが使っていた参考書は年度が違っても使えるかもしれないし、もらえないか聞いてみよう」

単なる気休めじゃないかと言われるかもしれませんが、「努力しているのに報われない！」とか言っている人は、大体こうした工夫すらもしていないのではないでしょうか。

皆と同じように努力してダメなら、皆と違う努力の仕方を探す目線を、生き方に追加しましょう。大切なのは「自分にはできない」と諦めることではありません。

「自分には皆と同じ方法ではできない」という現実を認め、「その代わりに自分にできること」を見つけることです。

POINT

自分が置かれた状況で、自分にできることを見つける。

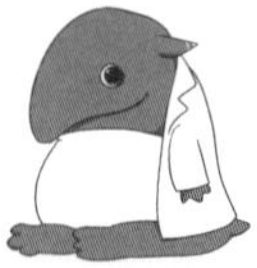

怠け者になろう――効率よく生きるパワーは怠け心にあり！

突然ですが、私はものすごい怠け者で、隙あらば手を抜きたいタイプです。

非効率的なことで努力するのは無意味だと思うし、大嫌いです。そして皆もそういう「非効率なことを徹底的に回避するため」にも怠け者であるべきだと考えています。

怠け者ほど効率化を目指すパワーを秘めていることは、絶対に忘れてはなりません。

しかし、**精神科の外来には「自分がダメ人間だ」という理由に、「私は欲深いし、怠け者で、努力もしないし……」という考えをあげる人が多くいます。**

そもそも「怠けたい、ラクしたい、がんばりたくない、努力したくないけど、どうにかならんかな」という考えは、悪いダメな考えなのでしょうか？

答えは「ノー」。むしろそういった怠け心が人類の文化や技術を発達させてきました。

具体例をあげましょう。私は全自動って大好きですが皆さんはお好きですか？　ボタン一つ押せば終わりって夢のような世界ですよね。ちなみに大概の「全自動」の発祥はアメリカです。アメリカ人は効率的なことが私と同じで大好きなようで、とにかくイージーに物事を完了させるためなら、どんな努力も惜しみません。

アメリカ人のこの特徴を知るのによい事例として、「洗濯」があげられます。

元々洗濯はとんでもない重労働でした。昔は水道なんて完備されていませんでしたから、洗濯に適したキレイな水がある川辺などにわざわざ汚れた衣類を運んでいって、手でゴシゴシ足でフミフミ石に叩きつけたり…といった重労働だったのです。

その後、洗濯板や樽を改造して洗濯物をグルグル回して洗う機械なども開発されましたが、もっとラクをしたい！　という欲望から「電気式洗濯機」がアメリカで開発されます。

時代としては１９００年代初めの頃の話で、アルバ・ジョン・フィッシャーという名のアメリカ人が電気式洗濯機の初の特許を個人名で取得しています（その前にも電気式洗濯機の特許は取得されていますが、企業からの登録だったようで、一応このアルバ・ジョン・フィッシャーが電気式洗濯機の生みの親的立場のようです）。

その後、アメリカでは重労働として位置づけられていた洗濯は、電気式洗濯機に移行していきますが、ヨーロッパにこの流れが行き届いたのは１９３０年以降です。このようなアメリカ人の「重労働から解放されるために工夫する！」という感覚は、文化的生活を発展させるために大変重要です。ちなみに２００９年にカトリック教会の半公式新聞が「重労働から女性を解放する重要なマイルストーン（目標を達成するのにどこまで進んだかをわかりやすくする指標）であった」と洗濯機開発について述べています。2009年にやっと述べられたのかという感じもしますが、とにかく人の「怠けたい、ラクしたい」という気持ちが、文化水準を大きく上げるためには必要不可欠なのです。

動物は基本的に欲がないと生きていけません。食欲がなければ食べずに死んでしまいますし、睡眠欲がなければ過労死、全人類から性欲が消えたら人類は滅亡します。

まず、**「欲がある」ことがダメ人間じゃないこともハッキリとここで言っておきます。**

ダメなことは「欲深い」こと。何でも過ぎたるは及ばざるが如し。やり過ぎはどんなにいいことでも全てを台なしにしてしまうので、**何事もほどほどに、ちょっとだけ欲を出して生きていいんだなと、まずはご理解ください。**

POINT

怠けたい、ラクしたい、がんばりたくない、努力したくないけど、どうにかなる方法を考えてみよう。

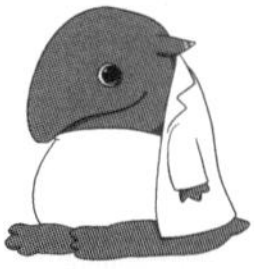

あなたに合わないやり方は、やらなくていい。自分に合ったやり方で目標を達成する

話をまとめると、**「もっとラクになりたい」と人は思っていい、というか思うべきである！**　ということです。

何でもかんでも、ひたすら苦労することが美徳というのは間違いです。だからあなたが**「苦労することがいいことである」と、自分に「向いていない、できないこと」を課すのは、時間と労力と気力の無駄**です。

「自分に向いていないからやらないなんて怠けている！　苦労しろ！」と怒ってくる人はこの近代文明社会において、人としてどんな暮らしをしているのでしょうか？

苦労する人が優れているというのなら、服を手づくりしないで店で買うのも、掃除のときに掃除機を使うのも、何かを調べたり、音楽を聴くのにスマホを使うのも、全部怠けです。現代社会に生きている人間のほとんどがダメ人間になります。

「怠けている！」と怒ってきた人は、今どんな生活をしていますか？

文明を謳歌して生きているなら、その人に「苦労せよ」と言う権利はないと思いますし、苦労を美徳として自給自足の生活をしていたとしても、それは相手がしたくてやっていることなのであなたの生活には全く関係ありません。

人は、ラクをしたいという怠け心をパワーにして文明を発達させ続けてきました。

だから、これと同様にあなたも「**あなたに合わないやり方は、自分に合ったやり方へどう切り替えられるかを考え、それで目標を達成する**」ことに尽力しましょう。

人間は、個人個人全て違います。

だから、**やり方だって10人いれば10通り、100人いれば100通り、1万人いれば1万通りのやり方や目標設定があって当然**なのです。

POINT

ラクをしたいという怠け心をパワーにして、できる方法を考える。

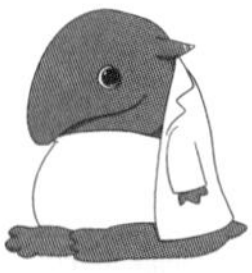

どんな小さなことでもいいからやってみて、自己満足感を得よう

私もそうですが、世の中の多くの人は、「夢に向かってあらゆる障害を乗り越えて」……というカッコいい生き方はしていません。

皆、何となく中学校、高校へ行って、皆そうしているから何となく大学へ行くか、何となく就活して、何となく仕事を始めます。

そしてある日ふと「あれ、自分は何をやってるんだ？」と気づいて悩むのが早いか遅いかの違いです。

特に新型コロナウイルスが流行し、今までの仕事のあり方がガラリと変わってからは、そういう場面が増えているでしょう。立ち行かなくなった会社も多くなり、何となく会社に来ていたような働き方も、リモートワークで見直され出しました。

ある人は仕事を失い、ある人は新しい仕事をつくり出すなど、急に大勢の人が今まで何となくでどうにかなっていたことが、いよいよどうにもならなくなって、「これからの自分がどうあるべきか？」を真剣に考えないと生きるのも大変な時代になりました。

そんなこと言ったって、「自分は何者か？」なんてほとんどの人は考えてこなかったから、どうしていいかわからなくなるのは当然です。

わからないことを深く考えることにも慣れていないため、「自分に取り柄なんてないから」と、ついネガティブに「考えたフリ」をして思考停止しようとしたくなります。

自分が嫌いで価値がないと言い切るのであれば、**一度「自分は自分のこういうところがいやなんだ」とか、「こういうときに辛いんだ」ということを、一つひとつ見つめ直してみましょう。**それすらわからず「辛い」「しんどい」「自分が嫌い」と言っていても、何も対策は出てきません。

本当に変わりたいなら、とにかくどんな小さなことでもやってみることが、何より大事です。

一回自分のいやな所について考えて、どうしたらマシに見えるか？　という対策を自分なりに考えるクセがついてくれれば、やり始めの労力は減り、応用の幅は広がって何にでも適応できるようになります。

人は自分がわざわざ生きづらい思考法を選択し、結果的に自分を見失いかけていることにすら、なかなか気づけないものです。

でも、それはあなたが悪いのではなく、それ以外の考え方があることをたまたま誰もあなたに教えたりしなかったからです。

また、学ぶチャンスがあったとしても必要性もわからなかっただろうし、挑戦して挫折して工夫して、失敗に慣れる経験をしてこなかっただけの話なのです。

今日、今この瞬間があなたの人生で一番若い瞬間です。

今より早くは始められないのだから、今、腹をくくりましょう。

腹をくくれたら、行動を起こす方法を、次章からより具体的に考えていきましょう！

POINT

「自分のこういうところがいやなんだ」「こういうときに辛いんだ」ということを見つめ直して、対策を考えてみる。

第3章

世の中に溶け込むための擬態のススメ「とりあえずやってみる!」

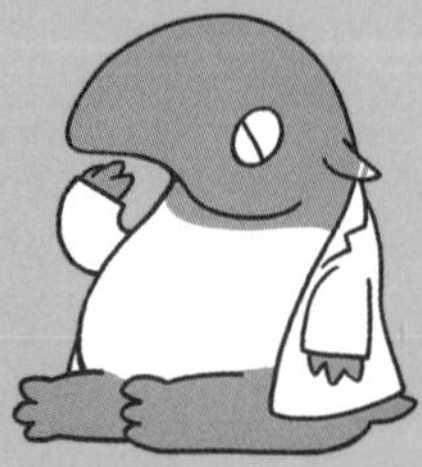

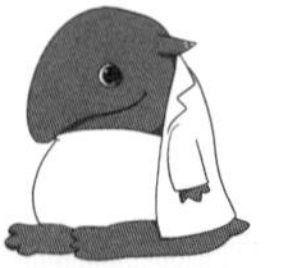

自分の「本性」は一生変わらないことを自覚しましょう

「自分を根本から変えたい！」と思いつつ、「いつになったら本格的な話をするんだ⁉」とモヤモヤしながらここまで本書を読んでくださっている方に、ここで残念なお知らせをしなければなりません。

人間の本性は、どんなに頑張っても、一生変わることはありません。

精神科医であり、発達障害持ちの私が言うのですから、これは間違いないことです。

ダメな性格や本性を変えるのが、精神科医の役割ではないかと考える方もいると思います。ここで大きなよくある勘違いを指摘しますが、医者はほとんどの病気を完治させることができません。

今「え⁉」と思われたかもしれませんが、いわゆる「風邪」と言われる一時的な感染症（ものによっては後遺症が一生残ります）や、一部の病気にしか「完治」という単語は使えません。

比較的症状が落ち着いている場合は「寛解《かんかい》」（白血病、いくつかのがん、喘息など）が使われますが、これは治療を止めた後に症状が再発再燃する可能性を指した言葉です。

皆さんの身近な糖尿病や高血圧も、投薬している＝悪化しないようにコントロールしている状態であり、食生活や生活習慣を劇的に変えない限り「完治」となることは大変少ないです。ただ、**「本性が変わらない＝一生、生き方を変えることができない」という意味ではない**ということは理解してください。

性格がそのままでも、本性がネガティブ全開でも、現実的な問題に直面した際に、どのように受け取るか、行動をするかの方法をちょっと変えることで、生きづらさは十分改善され、快適な毎日を過ごせるようになるということは、今までの話でも十分にしてきました。

だからそのためにも、自分の本質（性格や考え方のクセ、トラブルが起こったときにどう動きがちか、物事に対してどんなふうにとらえがちか）をしっかりと認識することが最初のステップでした。

その次は、**どこが原因でうまく生きていけないのかをしっかりと理解し、コントロールする術を学ぶこと＝ラクになる生き方へ変えていくことが重要**です。

これは発達障害やパーソナリティ障害に対してだけでなく、統合失調症やうつの患者さんに対しての治療でも、とても大切です。

皆何かしら自分を偽装し、ドラマの配役のような人物を演じている

私自身、「はじめに」で述べたように、「ＡＤＨＤ」という発達障害があったり、うつで休職したことがあったり、Ｘジェンダーだったりと、通常の人と違う要素がたくさんあります。

ですが、こんなことリアルの世界でいちいち他人に向かって全部説明なんかしていません。ＡＤＨＤに関しては、精神科医として人を診る以上、説明しておいたほうがいいと思い、病院の採用面接のときに話をしました。でも、「仕事上で何か支障が出ることはありますか？」と聞かれ、「現状は、治療していますし、あまりありません」と応えると、それ以上は全く問われることなく現在に至っています。

遅刻しやすいとか、ケアレスミスが多いとか、集中力が続かないといったデメリットはあるのですが、内服をきちんとし、自分でつまずきやすいシチュエーションを理解し、気をつけさえすれば遅刻せず、ミスもせず、集中も可能です。

実際、治療を開始してからは、私はうまく擬態できているようでＡＤＨＤ関連での問題が起こったことは表面上ありません（内心ではかなりアワアワしていることはときどきあります）。

よく、うつが原因で退職した方から、再就職する際に「それを職場に打ち明けなければいけませんか」と質問が来ることがあります。

でも、受診でどうしても仕事を休まなくてはならないなどの理由がない限り、私は何かもを職場に開示することはあまり勧めてはいません（障害者枠就労は除く）。

どうしてかと言えば、今の社会では言った途端、変に職場が気を遣ってしまった結果、あなたができる仕事からも遠ざけられたりして、チャンスを失うこともあるからです。

これはいちいち「水虫があるんです」とか「美容整形をしているんです」と公表しないのと同じ。法的にも言う義務は実はありません（保険に加入するときは正直に言わないとダメですが）。

自分をさらけ出さないことでもし引け目を感じるのであれば、それはあなたが周りの人が皆、全てを正直に明かして正々堂々と生きているように勘違いしているからです。

でも、実際はそんなことはありません。

人には誰だって、明かしたくないことがあるし、隠したいことがあって当然ですし、フルオープンにされたら聞いた人のほうがどう対応していいのか困ってしまう個人情報だって多いです。

これは当たり前のことで、**この世の中では、皆何かしら自分を擬態し、ドラマの配役のような人物を演じています。**

ある種それは**社会人として社会が混乱しないためのマナー**です。

だから、**何かを隠していることを卑下する必要はないし、演じ切っている自分に誇りを持てばいい**のです。

POINT

人間の本性はどんなに頑張っても一生変わらないが、ラクになる生き方へ変えていくことはできる。

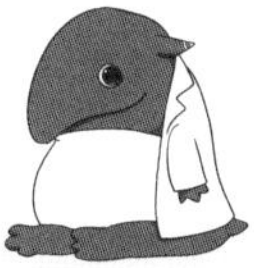

「自分らしさ」のゴリ押しは、「自分のラクな生き方」ではない

「自分らしく生きる」ということは、ここ数年「理想の生き方」の必須キーワードのようになっています。患者さんの中にも**「私は自分らしく生きることができていない。だから生きづらいんです」**と言われる方もいます。

でも、果たして「自分らしいこと」が、幸せに生きるためにどの程度必要なのでしょうか。「自分らしくないこと」が、全て人生を辛くする要因なのでしょうか？

もう一度、考えてみる必要があります。

ここで「自分らしさ」にこだわりすぎた人の話をします（個人を特定できないよう詳細は変更してあります）。

Iさんは、中学校のときに授業で見た絵画に魅了され、様々な絵画を見に行き、自分でも絵を描きたいと思い、そういった専門学校に進学しました。

周りは「絵は趣味にしておいたら？」などと言いましたが、Iさんは、「絵画を仕事として生きていきたい」「きっとそれが自分らしさだ」と考えました。

そして、専門学校卒業後は、学生時代にアルバイトして貯めたお金で専用のアトリエをつくり、自分の納得のいく制作環境を整えました。自分の描きたい絵だけを描いて生きて行く準備は万端整いました。

ところが、やはり道は険しいものです。

自分の描きたかった作品はなかなか売れず、親に言われて描いた「受けそうな」「買いやすい」小さなサイズの絵が少し売れるだけでした（それでも十分凄いと思いますが）。アトリエの維持費や絵の具代、自分の生活費はアルバイトでまかなうしかないのですが、そうすると思ったタイミングで絵画に専念できません。

だんだんと、Ｉさんは「自分は何でこんなことをしているんだろう」と悩むようになり、やがてあんなに楽しかった絵を描くことすら苦痛になり、うつになってしまいました。「自分らしくあること」へのこだわりが、かえってＩさんから生き方の柔軟性を奪った結果とも言えるのではないでしょうか。

そもそも「自分らしさ」って一体何なのでしょうか？

自分が好きなことをやっているときは、「自分らしい」のかもしれません。

でも、その「自分の好きなこと」をするために、上記のようにお金や時間を別のことに割かないとダメなら幸せではなく、「自分らしくない」と繋げるのは間違いです。

好きなことも気が向かないこともひっくるめて、あなたがやっていることは、すべて他の誰でもない、あなたが「あなたらしく」あるためにやっていることには違いないのです。

すべては、トータルで見ないとバランスが壊れてしまいます。

それなのに、テレビやネットでは、どこかの誰かが自分の好きなことだけをやって、うまくいった部分だけを「自分らしく生きて成功した人生」として切り取られます。

これはサッカー選手がシュートを決めた部分だけを切り取っているようなもので、そのために積み重ねている、たくさんの苦しい練習やサッカーを続けるために必死でやった下積みなどは、全てなかったように錯覚させてしまいます。

結局のところ、**「自分らしく生きる」ことは、「単に自分の好きなことだけをすること」ではありません。**

どれだけ社会的に適合しながら「自分らしく生きて幸せになる」かということになります。**社会の中で擬態するというのは、こうやって「一部自制しながら、一見自分らしく生きている」ふうに周囲に見せること**です。

うまく擬態しながら人生をラクにしましょう。

POINT

「自分らしく生きる」ことは、「単に自分の好きなことだけをすること」ではない。

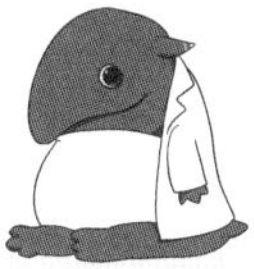

練習1　事前に準備すべきは「○○用の自分」という「着せ替えの仮面」

シンデレラの物語を知らない人はいないでしょう。

継母と意地悪な義理の姉たちに虐《いじ》められていたシンデレラは、舞踏会の夜にこう呟きます。

「私に舞踏会に行けるドレスや宝石があればなぁ」

シンデレラも「私は私らしく、ドレスや宝石なんてなくたっていいじゃない。この格好のまま舞踏会に行こう！」とは言っていません。

家柄が優良で、見た目も麗しいシンデレラですら、相応しい装いが用意できなければ、舞踏会には参加する権利がないし、恥ずかしい思いをすることは十分理解しています。

舞踏会という場に出るためには、それなりの準備や体裁が必要になる。それは過去のヨーロッパの貴族社会だけの話ではなく、現代社会でも同じことでしょう。

だから家ではガサツな人でも、会社に行くときは「ガサツでない人」の仮面を被るし、自由奔放で家ではほとんど裸でいるような人でも、外に出かけるときは、ちゃんと普段から服を着てますよ、という仮面を被って外出するわけです。

会社でいつもニコニコしている人が、本当は家ではとても暗いかもしれません。実際、何があっても何を言われても穏やかそうなお医者さんが、家に帰った途端に仕事の不満を怒鳴りながら酒をあおっていることだってあります。

それだけ**皆、努力して世の中に合わせているのですが、深く考えずに嫉妬する人は、そのことをあまり考えていない場合が多い**のです。

たとえば、あなたは理不尽な課長と折り合いが悪く、会社に行くのが苦痛で仕方がないとしましょう。なのに隣にいる社員は、ニコニコしながら、「はい、わかりました。なるべく早く仕上げます」などと気持ちよく即答をしています。

「ああいうポジティブな人はいいなぁ。自分もこの人みたいにポジティブなら人生ラクなんだろうなぁ」と、羨ましく感じるかもしれません。

しかし、心の底からのポジティブさでそう振る舞っているかはわかりません。実際のところは「あー、毎日なんなんだこの上司は？　上司なら部下がもっと気持ちよく働ける職場環境を考えるのが仕事だろ！　まあ、そんなこと言ったって、あの上司じゃ仕方ないか……」

と、こんな考えを胸に秘めながら、表面上は穏やかな笑顔なのかもしれません。

うまくいっている人を見れば羨ましく思いますが、内実を聞けば、案外と人一倍苦労しているということは、よくあります。

被れそうな仮面を被って、生きづらい世の中を生きていく

お洒落なお店を紹介し続けている人は、そのために給料のかなりの部分を使って、その他の生活必需品はメルカリなどを駆使しながらカツカツの状態でやっているのかもしれません。恋人とのノロケ話をアップしている人も、実は仲が冷め切っているかもしれません。白鳥は外から見れば水辺で優雅に泳いでいるように見えますが、水面下では足を一生懸命動かして前進しています。世の中の皆は、大体が表からは見えないところで努力していたり、ストレスを抱えていたりするものです。

「何も努力しないで、何かすごくいい感じになれている」人は少なく、皆何かしらよく見えるために仮面を被ってよりよく見せているのです。

その点をよく踏まえた上で、**あなたはあなたが被れそうな、無理のない仮面を被って、今の生きづらい世の中を生きていく準備をしましょう。**生きづらいと感じながらも、それを偽《いつわ》る仮面を被ることが不得意な人もいるでしょう。

でも、「世界に擬態するワザ」を少しずつ実践しようと努力すれば、「何も努力しないでいいな」と、人を勘違いで羨《うらや》むことにムダな時間を費やさずに済みます。

欠点を「直そう」から「マシに見える」ようにする小細工のススメ

この世に欠点のない人間は存在しません。

そもそも欠点をなくす努力というのは、かなり難しい目標というか不可能です。

いくら自分の欠点がいやだからといって、それを修正しようと努力しても完璧に消すことはあり得ません。

だからお勧めしたいのは、**「欠点が目立たないように、マシに見える小細工をする（仮面を被る）」**ことです。小細工でいいなら、完全に直すよりも少しは簡単だと思いませんか？

むろん「小細工」という言い方をすると、根本的な解決になっていないのではないかと感じる人もいるでしょう。

たとえば短気な性格で、気に入らないことを言われたら、ついカッとなって、相手に怒鳴ってしまうような人がいたとします。当然ながら、あんまり好かれる人にはなりませんね。

そんな方に必要なのは、たとえば数秒だけ黙って怒りのピークを逃がし、なんとか、短気な性格でも周囲に嫌われないような工夫、努力をすることです。

それができるかどうかで、生きづらさが変わってきます。生きづらさを解消するためのちょっとしたテクニック、小細工を身につけましょう。

POINT

あなたが被れそうな、無理のない仮面を被って、今の生きづらい世の中を生きていく準備をしましょう。

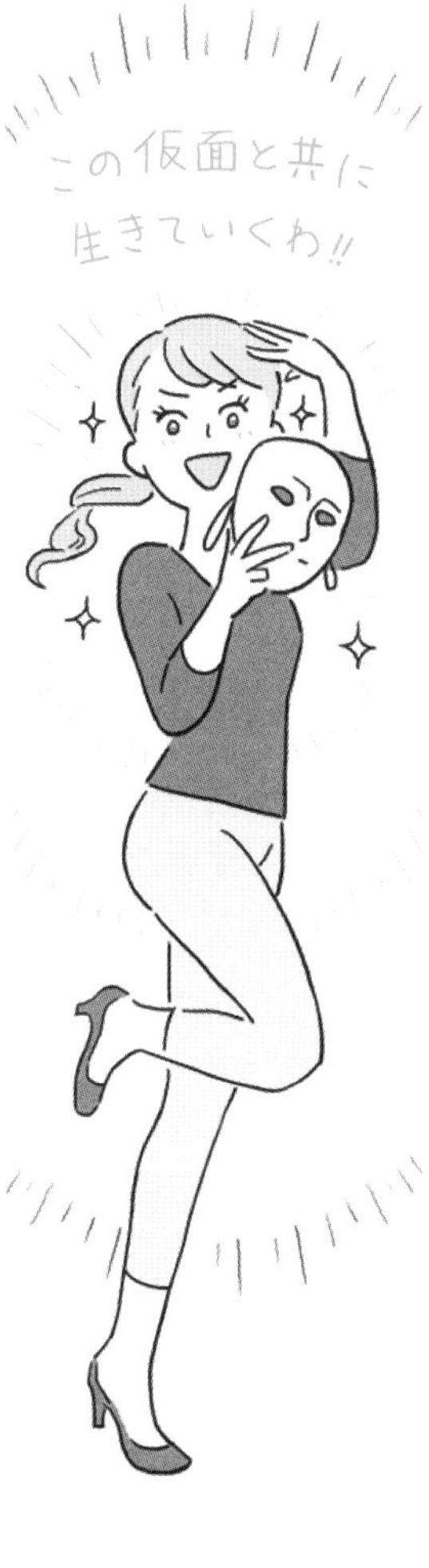

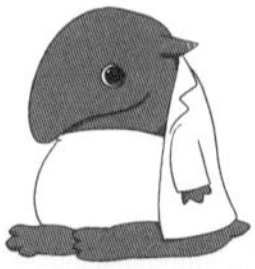

練習
2

「でも」「だって」「どうせ」の3Dを止めるだけで、問題の8割は解決する！

生きづらさは、前述の通り、大部分が自分自身の考え方から生まれています。
だから**生きやすくなるためには、物事のとらえ方や困ったときにどう動くかなどの考え方を変えるしかありません。**

でも、そんなに大変なことが簡単にできたら、この本を手に取っていないですよね。
「明日から、こんなふうに考えてください。ラクになりますよ！」と言われ、「はい、わかりました。そう考えるようになりました。はい、ラクです！」……なんて、それができたらこの世に悩みは存在しません。

正直、私でもそんなことをいきなりやれと言われてもやれないと思います。
ですからまずは、嘘でも構わないので無理やり「行動」を意図的に変更していってみましょう。その第一歩は、**「言葉づかい」をちょっとだけ意識して変えてみる**、というものです。

その中でも、最も効果が出るけれど、直すのが意外に大変なのが「**3D**」と私が呼んでいる言葉。これをなるべく言わないように意識してみましょう。

なぜ、「でも」「だって」「どうせ」を使ってはいけないのか?

この三つの言葉を話し始めで言わないようにするチャレンジを、ちょっとずつ練習しましょう。1日ほんの数回からでもいいのでとりあえず始めてください。

実際、「でも」「だって」「どうせ」を言わないように、と思うだけで結構辛い人は多いはずです。しかし、これを使わずに会話をするといろいろ目に見えて変わります。

大げさに言えば**「人生が大きく変わります」**。

理由は簡単。**この三つの言葉は、全部〝否定〟。すべてを打ち消してしまうという共通項があるので、開始からの否定を1回止めてみる、という会話スタンスの改革が行われる**からです。

今「人生が大きく変わります」と言われたとき、あなたはこんなふうに考えませんでしたか?

「どうせ、私にはできっこないし……」

人生変えたい!　とこの本を読んでいるのに、その言葉が出てきた瞬間に、これから私が述べようとしていることが、全否定。やってみようという気力もごっそり落ちているし、どれだけ私が説明しても、頭が「できっこない」と受け入れ態勢ゼロになってしまっています。せっかくここまで読んだのにひたすらお金と時間と体力の無駄です。もったいない。

「でも」幸せになりたい！　生きやすくなりたい！　ってまだ思えるなら、その否定はＯＫです。ちょっとだけ読み進めてください。

診察でもよくあるのですが、精神科医がどんなナイスでマーベラスなアドバイスをしても、患者さんの回答が「３Ｄ」で始まってしまうと、まぁアドバイスは受け入れてもらえません。

「上司の口調が、なんとなく自分を責めているような感じがするんです」

「では、上司の言うことをできるだけ無視する方法を考えましょう」

「でも、上司の席は私のすぐ隣なんですよ。無理に決まっているじゃないですか！」

これでは、方法を考える余地もありません。

疲れ切っている人は、こんなふうに即否定がクセになっていることが多いのです。だか

ら診察の場で私は、「3D禁止」をしてみませんか？　と患者さんに説明し、良い悪いは別として、どれくらい患者さんが「3D」を使っているかを一緒にチェックしてみます。

「あ、今、『どうせ』って言いましたね？」という軽い感じでです。

完全にクセになってしまっている場合は、いきなり全面禁止にしてしまうと会話ができなくなりますから、会話上、どうしても言う場合は、「先生、今これから、私は『でも』という言葉を使いますね」などと、先に宣言してもらうようにしています。

「3D」を止めるだけで、なぜ人生が変わるのか？

それにしても、「でも」「だって」「どうせ」の三つの言葉を排除するだけで、本当に人生が変わるのでしょうか？

私は「変わる」と思っています。

実際、**生きづらさを感じている人の問題の、8割は解決されてしまう**のではないでしょうか。というのも、**悩みのほとんどは「現状への不満」**だからです。

これを解決するには、しんどいことを何度も言いますが、**「現状そのものを変える」か、「現状への受け入れ方を変える」**しかないのです。

たとえば、あなたが、「ああ、もっと収入が高い仕事につけたらよかったのになぁ！」と、友達にグチったとしましょう（真剣に言っているかどうかは別として）。

「だったらさ、もっと収入が高いところに転職すればいいじゃん」

と、友達が言いました。

そこで、あなたは「３Ｄ」を口にします。

「でもさ、そんな条件のいい会社に、ホイホイ転職ができるわけがないじゃん」

それでこの話は終わりです。問題は解決されず、不満は全く消えません。

気づけばまたあなたは、「ああ、もっと収入が高い仕事につけたら……」と愚痴を言い続けるでしょう。

ならば「３Ｄ」を言わないようにしたら、どうなるでしょう？

「だったらさ、もっと収入が高いところに転職すればいいじゃん」

「でも……、じゃない。そんな仕事って見つかるかな？」

「とりあえず転職サイトとか見てみればいいじゃない？」

「そっか。うん。そうしてみる」

それで転職サイトを調べてみると、ひょっとしたら本当に収入のいい仕事が見つかるかもしれません。もちろん、そう簡単に見つからないことのほうが多いでしょう。

するとまた、不満の段階に戻ってしまうのか？

「ちょっとサイトを見てみたけど、転職活動って、やっぱり時間かかるみたいだね。まあ、今はこの仕事をそれなりに一生懸命にやって、またサイトをときどき見てみるよ」

「調べてみたけど、思っていたよりも条件のいいところはなかったね。今の仕事は、まだもらっているほうだったってわかったわ」

「給与が上がる仕事はあったんだけど、今より忙しくなっちゃうみたいだからなあ。この仕事である意味いいのかも……」

いずれも「現状そのもの」は何も変わっていません。

それでも不満を抱えて悩み、生きづらさを感じている状況は若干改善します。

なぜかと言うと、〝でも〟を言わずに、言われたことをとりあえずちょっとやってみた結果、今の職場に対しての漠然とした不満を他と比較してみる機会ができて、

「今の環境は、この辺なんだな」

「何がなんでも転職しなくちゃダメか？」

「いや、そこまで頑張らなくてもいいか？」

「努力するか現状でキープか、を自分で比較するとキープのほうがよいと思える」

というふうに、

「漠然とした不満が具体的にどの程度なのか」を自分なりに理解し、受け入れるチャンスを得たから、なのです。

これは言い換えると「現状の受け入れ方」が大きく変わった結果、事態は変わっていないけれど、不満が減った＝少し幸せになった、と言えます。

人は「現状」がどういうものか理解できず、それを打開するために何をすればいいかがわからない場合に、漠然とした生きづらさを感じやすくなります。

「３Ｄ」を止め、逃げの連続を止められたなら、当然大きく人生が変化していきます。

「３Ｄ」を止めると「現状そのもの」が大きく変わる！

「３Ｄ」を止めることで、現状に対する受け入れ方が変わり、不満が多少なりとも軽減、場合によっては解消します。

効果はそれだけではありません。**他人のあなたに対する評価が変わるから、「現状そのもの」も大きく変わる可能性が高まるのです。**

その理由は、「自分がもし自分自身にアドバイスする側だったら？」と立場を代えて考えてみれば、すぐにわかるでしょう。

今までのあなたは、「こうすればいいんじゃない?」とアドバイスを受けても、「でも……」「だって……」と、いろんな理由をつけてすぐに否定していました。それは、相手からしたらどんなふうに感じるでしょうか?

「せっかく、真面目に考えてあげているのになぁ」

「この人は結局、人の話なんて聞かないんだよね」

と、いい気持ちはしませんよね。

どうせ真剣にアドバイスしても聞いてくれないなら、考えるだけ損と、相手も「どうせ」を使ってあなたへの気持ちを否定していきます。

適当に「あーそうだね。仕事しんどいよね。わかるー」と流して答えていたって結果は一緒なのだから、相手は真剣にあなたのことを考えなくなります。

これでは、いいアドバイスをもらえることなど、ほとんどなくなってしまうでしょう。だって一生懸命あなたのために考えたって、無駄なんですもん。

相手もあなたと同じ人間です。いやにもなるでしょう（あなたも真剣にアドバイスして、「でも」と言われたら相手のことをこれからも真剣に考えようと思えますか？　私は思えません）。

だから「3D」がクセになっている人は、本当に会話の出だし一発目からめちゃくちゃ、ものすごく損をしているのです。私は患者さんによく言います。

「私たち精神科医はあなたがどれだけ否定し続けても、あなたからしんどい、どうしようと言われる限りアドバイスを続けられます」

つまりこれは逆を言えば患者さんでもない、友達からの話しかけであれば精神科医として接していませんから「あっそ、ふーん」と返しかねないよ、という話です。

誰だって、自分の言うことをことごとく拒否してくる人と、真面目に話なんてしたくないでしょう。否定し続ける人としゃべっていても楽しくないですから。

それで**「3D」の多い人は、仕事のことでもプライベートのことでも改善する機会を失い、ますます現状の不満を増長させている**わけです。

この堂々巡りからは、一刻も早く抜け出したほうが絶対得！　だと思います。

「3D」を止めると、アドバイスをもらえる可能性が高まる

そもそも、人にアドバイスを求めても、とんちんかんな答えが返ってくることも多いです。

「何だか最近、ユウウツなんですけど、こんなときに読むといい本ってないかな？」

「うーん、本はあんまり読まないしなぁ……。あ、でもさ、落ち込んでる感じなら○○っ

てバンドお勧めだよ！　聴くとすごく元気が出るから！」

「でも、それ本じゃないでしょ……」と言いたくなるのはわかります。

しかし、それでも「じゃあ、ＹｏｕＴｕｂｅで一度探して聴いてみます。ありがとう！」とでも言っておいたほうが、相手も嬉しいですし、あなたに対してポジティブな印象が残ります。

別の機会にいい本の情報を誰かから聞いたり、あのときあの人、本を探してたな……というノリで本屋に行ったりして、次に会ったときあなたに「この本よかったよ！」なんて教えてくれるかもしれません。最初に「でも、それ音楽ですよね。私は本って言ったんですけど……」なんて言ってたら、その次のチャンスがなくなってしまいます。

「３Ｄ」を止めたほうが、今はその答えを持っていない人が、次にあなたの望む答えを出してくれる可能性を潰さずに済みます。

POINT

「でも」「だって」「どうせ」の「３Ｄ」を止めるだけで、人生は大きく変わる。

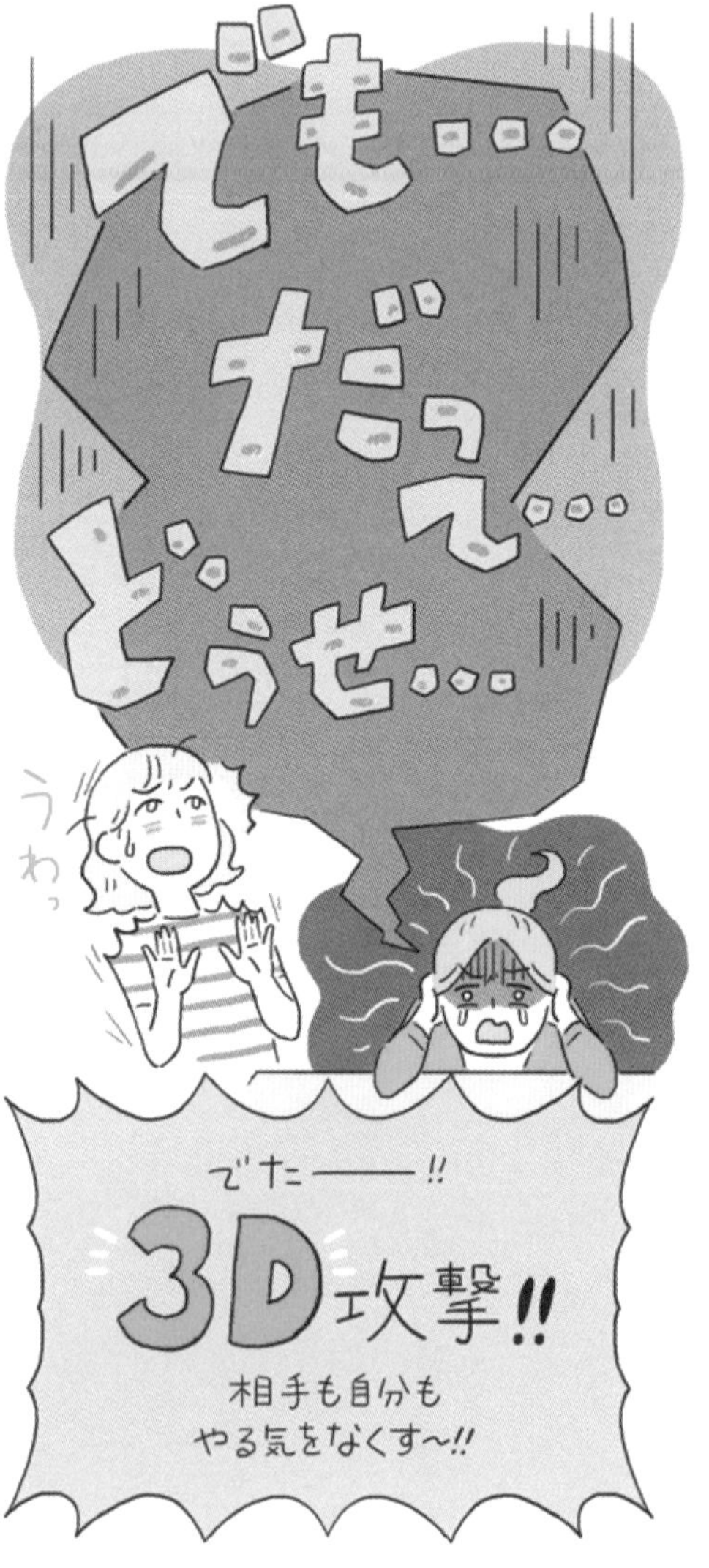
でも…
だって…
どうせ…
うわっ
でたーー!!
3D攻撃!!
相手も自分も
やる気をなくす〜!!

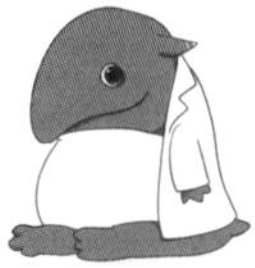

練習 3

「だって……」の代わりに「なるほど」と言ってみる

「３Ｄ」は、言葉の出だしのＮＧワードですが、逆に「これを言えばチャンスに恵まれる」という、ＯＫワードもあります。

その一番は、なんといっても**「なるほど！」**でしょう。

成功している人には、これが口ぐせになっている人が割と多いです。

「〇〇ってバンドがお勧めだよ！　聴くとすごく元気が出るから！」

「なるほど！　いい曲を聴けば、確かに気持ちはほぐれそうですね」

自分の意見が肯定されて、相手は嬉しくなる。

「確かに！」とか、「わかります」という言葉も同じでしょう。

いずれにしろ、アドバイスして嬉しくなれば、

「この人と話すと楽しい、いい気持ちになるな」

「また何かいい情報があれば、教えてあげたいなぁ」

という気持ちになります。

こうして情報や機会に恵まれるチャンスを増やすようにコントロールすれば、不満のある現状もゆっくりと、確実に変わっていくでしょう。

言葉一つ変えるだけで、未来に起こることがずいぶん変わるのです。

タダで始められて損はしないので、あなたも周囲もじわじわポジティブな方向になれる習慣の一つですから、ぜひやってみましょう。

POINT

成功している人は、「なるほど！」が口ぐせになっている。

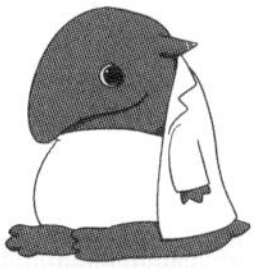

練習 4

「自分を変えること」を損得勘定で考えて止めてはいけない

人は何かをするとき、大体はその行動が引き起こす先のことを想像します。

たとえば、甘いお菓子を食べたいなと思ったとします。

すると、「こんな時間に食べたら太るしな」

「その結果、お気に入りの服が着られなくなるかもな」

「服が着られなくなったら、服を買い直さないといけなくなるかもしれない」

などと、未来のあらゆることが頭をよぎります。

あらゆることが頭をよぎったあとで、何を選ぶかは、損得勘定の結果になります。

自分は、甘いお菓子を食べるべきか否か？
①食べる、そのあと運動でもして、食べたことをチャラにしよう
②食べる、太ったらまた考えよう
③食べない、ここは我慢だ

何かの代替手段を用意するか、しないか。それとも我慢をするか。損得勘定を頭の中で見積り、「そのとき最も得に思えること」を人は自然に選んでいます。

ただ、この**損得勘定は、常に正しい答えを出すとは限りません。むしろ結果としてチャンスを潰す言い訳だったりします。**

行動を変えない限り、現実は変わらない

少し恥ずかしい例ですが、私自身の話です。学生の頃から英語が苦手だったのですが、何年も「英語を勉強し直したいな」と思いながら、なかなかこれが実現できていません。実現できないのは、やはり言い訳の損得勘定が働いているからです。

確かに英語が苦手だけれども、日常生活でそこまで必要かといえば、そうではない。英語ができなくても仕事はできる。いざとなればスマホにも翻訳機能がついているし、何とかなる。勉強する時間を確保するのは大変だし、お金だってかかるし、ＡＤＨＤの自分には、ちゃんと教室に遅刻せず、忘れず課題をこなして行けるか難しそう……。

結局「やらない」という判断をするのですが、こんな調子でいる限り、未来永劫、私が英語を学び始めることはないでしょう。我ながらダメ人間です。

習慣を破ることは、生物界では死のリスクに近づくことを意味する

人間を含めたすべての生物は、そもそも習慣を変えることをあまり望みません。

乾燥地帯に生息している動物は、おそらく海に近づかないでしょう。樹上で生きている動物は、地面に降りることを避けます。もし慣れている生息域を越えたら、その瞬間に他の動物にパクッとやられることになりかねないのです。

習慣を破ることは、生物界では死のリスクに近づくことを意味しています。


だから**人間も、損得勘定をしていけば、たいてい「今までの習慣を変えない」という方向に行きます。**何とか自分の選択肢に正当性を持たせて、習慣を変えないことを正しいと自分を納得させようとします。

しかし、樹上生活をしていたサルが陸に降りてヒトに進化していったように、**どこかで習慣を打破しないと、新しい変化は訪れません。**

つまりは、損得勘定でゴチャゴチャ言わずに、とっとと行動したほうが、結果よかったという可能性もあるよ、というお話です。

そもそも、その損得勘定は正しい計算ではないかもしれないんです。損得勘定の結果、新しい行動を起こしたら損のように思えたとしても、もしかして全く新しいワクワクする世界が開けるかもしれません。

自分が英語の勉強を始めていないことを棚に上げて、全く説得力がないんですが、とっとと行動すれば、少なくともやるかやらないかという悩みは消えます。

POINT

損なように思えても、新しい行動を起こした結果、全く新しいワクワクする世界が開けるかもしれない。

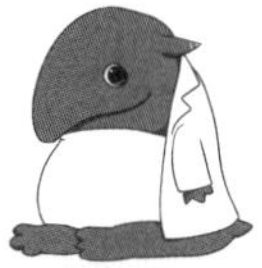

練習 5
「面倒だな」から「とりあえず5分だけやってみよう」へ変える

今までやっていた習慣を変えるのは難しい、ということを前項では述べました。口で「悪しき習慣を改善しましょう！」と言うのは簡単ですが、どうやったらいいのか、皆が困るポイントですよね。

それを可能にする方法として、少しでもいいから**「今ブレーキがかかっていることを進める習慣」**を始めてみることをお勧めします。

まず**「今何となくブレーキをかけている」ことを具体的に思い出してみましょう。**

・目を通していない書類の確認
・身の回りの掃除や整理
・使わないクレジットカードの解約
・期限が切れそうなポイントの使用
・使っていないのに財布に入ったままのポイントカードやスマホにインストールしたままのアプリの処理

・行かなくなったジムの解約

私自身のことを思い浮かべるとそんなところですが、とにかく何かを「やる！」と決めて、一個だけでも、5分だけでもそれをやってみましょう。

実際、やってみれば、ほとんどのことはすぐ終わってしまいます。そうしたことを1日に何か1回でいいから、実行していくようにするのです。

徐々に1回を2回、と増やせる気持ちが起これば、実行しましょう。

やることに慣れてくれれば、あとは回り出した歯車と同じです。

少しの力を加えるだけで「やらないといけないなぁとわかっちゃいるけどなかなかできない」と思っていた何かを解決する行動に移れるように、今よりもなっていきます。

気になる些細なことをさっさと片づけるだけでも「自分、やるじゃん！」、と今より自分の評価を上げられますし、今よりちょっと充実感が出ます。

POINT

何かを「やる！」と決めて、一個だけでも、5分だけでも
やってみる。

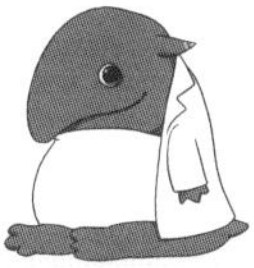

練習 6

「今日よかったこと」「楽しかったこと」などをノートに記録する

もし実行することが見つからないというなら、私がお勧めするのは**「日記をつけること」**です。

日記と言っても、そんな大げさなものでなくてもOKです。

とにかく**「今日よかったこと」「楽しかったこと」などをノートやメモアプリに記録する**ことから始めましょう。

よかったことは、本当に些細なことで十分です。

「お昼にコンビニで買った新しい味のおにぎりが美味しかった」
「道端に咲いているたんぽぽを見て、なぜか元気が出た」
「近所で見かけた猫が可愛かった」
「帰り道の満月がキレイだった」
「電車内でお年寄りに席を譲ったら、ありがとうと感謝された」

「え、こんなの書く意味あるの？」と思ってしまうようなことでいいので、たくさんひねり出しましょう。

これを1週間も続ければ、しんどいばかりの毎日だと思っていた人生が、読み返すと「あれ、ちょっといいことがたくさんある毎日かもしれない！」に変わっていきます。

すぐに行動を起こし、よい自己評価で1日を終えること。

小さなことから変化を起こして、自分で自分をよい方向に導くセルフポジティブ洗脳を、ぜひ試してみてください。

POINT

「今日よかったこと」「楽しかったこと」をノートに記録し、定期的に読み返す。

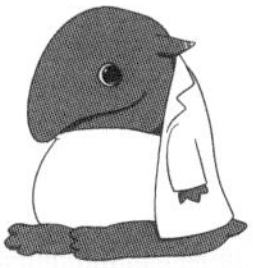

練習 7 「ネガティブのポジティブ思考」を実践する、紙に書く

どうしても最初の反応がネガティブになってしまうクセがあるなら、そのスタートの思考はよしとしましょう。

ネガティブな考えを思いつく脳みそは止められません。

ただ、すぐにポジティブな思考を上書きするという習慣を、脳に追加しましょう。

「朝起きた。いやだなぁ……って、思っているけど、今は起きているからめっちゃ偉い！」

「会社に行きたくないなぁ……って感じるけど、今こうして電車で向かっているから、今日の自分はなんて素晴らしいんだろう！　最高！」

私はこれを「ネガティブのポジティブ思考」ということで、「ネガポジ思考」と呼んでいますが、自分にこんな言い聞かせをすることでも1日の気分は大きく変わっていきます。

ぜひネガティブな人は、ネガポジ思考人を目指してみてください。

この効果を高めたい場合、もしくは脳内で上書きがうまくできない場合は、紙に書くことをお勧めします。

紙に書くためには、1回ネガティブな思考を表出することになります。

そこにポジティブを重ねるとしたら？　と、また思考をまとめることになります。

その過程で「うーん、いちいちこんなことで、ここまで卑屈になることなかったな」と思えるタイミングが来れば、ネガティブさをバカバカしく思える日が来るのはすぐそこです。

だまされたと思って、ぜひ、やってみてください。

POINT

ネガティブな考えや思いつきを、ポジティブな思考に変換する練習をする。

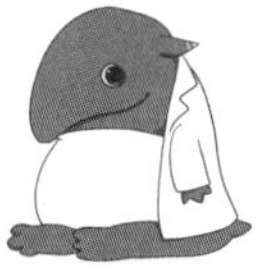

練習 8
自分と他人をナチュラルに褒められる思考回路を手に入れる

ネガポジ思考ができるようになったら（完璧にできなくてもいいです。ちょっとでもできるようになったらで、まずは問題ありません）、それを人間関係にも応用してみましょう。

自己否定が強い人は、褒められることに慣れていない人が多いです。

なぜなら、**自己否定が強い人はまず「自分はそこまで褒められるほど、大した人間じゃないし……」と自分を褒めることに大きなブレーキがかかっている**からです。

これは、裏を返せば**「他人は自分より優れているという視点がある」**ということです。

したがって、自分を褒めるよりも、他人を褒めるほうが、簡単に実行できるようになります。この練習の狙いは、**「他人を褒められる自分を、自分が褒めてあげる」**という一粒で二度美味しい作戦です。

「あのイヤな上司を、今日は『さすがですね！』なんて褒めることができた。自分はなんて、心が広くて優しいできた人間なんだろう」

「今日はダメな部下の提案に対して、『いいアイデアだ』と素直に褒めることができた。結果がどうなるかはわからないけど、もし問題が起こったらそのときに対策を考えよう。今日の一言で、自分の上司力は確実にアップしたはずだ」

いやな相手や苦手な人を褒めることは、心理的には難しいかもしれません。

しかし、その結果として自分を褒めるのだと思えば、人は自然に「褒めること」を実践できるようになります。

褒められたほうはそんなこととはつゆ知らず、褒められたら（相当ひねくれていない限り、そしてあなたの褒め方が不自然でない限り）嬉しいと思うでしょう。

その結果として、あなたが求めていた「**相手に褒められる自分**」が一歩一歩近づいてきます。さあ、あなたが褒められるために、自分と他人をナチュラルに褒める思考回路を手に入れましょう。

POINT

いやな相手や苦手な人を褒めることは、結果、自分を褒めること。

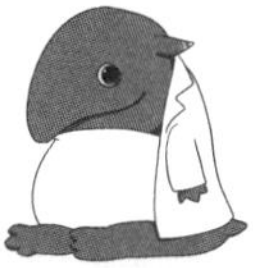

練習 9
自分の気持ちを、素直に受け入れられるクセをつける

ポジティブに振る舞うことが厳しいなら、前述した「凹んだ後に強引にアゲるネガポジ思考」を心がけるだけで問題ありません。

というか、そのためにネガポジ思考をマスターするべきです。

ネガポジなら褒められた後に、

「そんなに大したことでは……。でも、褒めていただけて嬉しいです！」

「私はまだまだです……。でも、今のお言葉でもっと頑張ろうという気持ちになりました！」

などで返すように意識してみましょう（このときの「でも」はネガティブを否定しているのでOKです）。脳内のイメトレなしでは、咄嗟に出てきませんから今日、今この瞬間からイメトレをやりましょう。

褒められたことに感謝していけば、相手がもっと褒めたくなるような「褒め甲斐のある人間」になることができます。

それは、本来のあなたからすれば過大評価かもしれませんが、過大評価されても何ら困りません。

「過大評価されたら、次失敗したときにガッカリされるかも……」と、起こってもいない未来を悲観するのは時間の無駄です。

上がった評価が落ちることなど気にせず、**今自分が嬉しい、という気持ちを素直に受け入れられるクセは、ぜひつけて行きましょう。**

どうせ皆凡人。未来を予知できる人はいません。

あなたが今後、失敗するかどうかは誰にもわかりません。

失敗するという前提でやれば失敗するし、その失敗を呼んだのは自分ですから、そんなもったいないことは、絶対今日から止めましょう。

POINT

相手がもっと褒めたくなるような「褒め甲斐のある人間」になることを目指す。

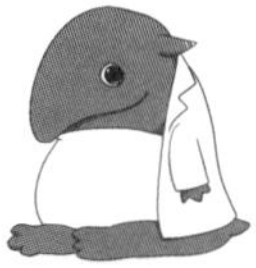

練習 10

「無差別挨拶」でよい印象を与える

実際に、この「小細工」は、多くの場面で生きづらさを解消してくれます。

私の一押しは、**無差別挨拶**です。

とにかく、朝に顔を合わせたら「**おはようございます！**」とか、何かしてもらったら「**ありがとうございます！**」とか、どんなにしんどくても、疲れていても挨拶だけはしておく、ということです。

それだけのことで、ずいぶんといやな気分からは解放されます。

私自身、この無差別挨拶を病院で実行していますが効果はかなり高いです。

新しい病院に配属されたときは、相手が誰かわからなくても、とにかく顔を合わせれば、「おはようございます！」と無差別挨拶をやります。

何でそんなことをし出したかと言うと、私が新しい環境で人間関係を構築することが大の苦手だったことが理由です。

人の顔の見分けはつきませんし、常に「自分は人から変な人と思われるに違いない」という長年ＡＤＨＤを基盤としてきた思考から、何かしたくてもできなくなってしまっていた時期がありました。こちらに悪気はないけど、不快に思えば相手に嫌われて当たり前です。

でも「全く知らない変な人」から、「よく知らないけど、なぜか挨拶はよくしてくる人」に印象を変えられたらな、と思って実行し、結果として割といい感じで新しい職場に生きている気がします。

知らない人に挨拶をして、それで返ってこなかったら辛いではないか、と言う人もいます。でも、私は返事などなくても気にしていません。それでも挨拶するだけで、相手の私に対する印象はずいぶんと変わります。

毎日笑顔で「おはようございます！」と言ってくる人と、毎日すれ違うけどチラッとこっちを見て無視する人のどっちがいいかと言われたら、大体の人が前者を選ぶのではないでしょうか（プレッシャーになるから後者のほうがマシだと思われる人もいるとは思いますが）。

実際、苦手な人にほど、私は挨拶をします。

最初は相手も「え!?」と戸惑っていても、ある程度、継続すると反応は返ってくるようになりました。

挨拶で接点を持つことによる慣れのせいか、心なしか前ほど「何か苦手」と自分も相手に思わなくなりました。

相手はどうであれ、自分の側で少しでも苦手意識が減ったなら、それはそれで何もしないよりマシだなと思います。

POINT

率先して「無差別挨拶」をすることで、いやな気分から解放される。

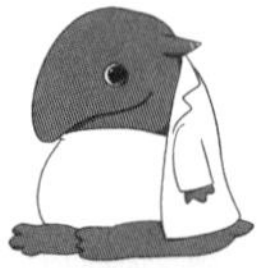

練習

11

全ての会話で、言われた瞬間に即答することを避ける

ここでできる小細工は「言われた瞬間に即答することを、全ての会話で避ける練習をする」ということだけです。

カッとなる感情は、正直抑えようがありません。ただ、カッとなったままで言い返そうとすると、不用意な一言を発して、相手との関係が余計にややこしくなってしまう危険性があります。

なので、今まで「言われた瞬間即言い返していた」としたら、それを「相手に言い返す前に、一呼吸だけ置いてから、文句を言う」ように練習をするのです。

困っているからといって、どんなに感情が消える努力をしたとしても、実現は難しいです。でも、一呼吸だけ置いて言い返すようにすることなら、まだできる可能性がありますよね。

昨今、少し有名になってきたアンガーマネジメントという方法がありますが、それもまずは「数秒置く」ことを重要視しています。

人間の感情は自分から芽生えた瞬間がマックスで、数秒間、一呼吸を置くだけでも、ある程度ピークよりも下がっています。

一瞬の間を置いてから発せられる言葉は、最初の言葉よりも少し勢いが落ちます。

ですから、対人関係から起こるトラブルを、これだけの小細工で何倍も少なくすることができるのです。

こういう小細工を自分で見つけて身につけるようにしていくほうが、「何か言われても怒らない」という実行不可能な目標を立てるよりは、諦めずに実行しやすいです。

POINT

たとえカッとなったとしても、「数秒間置いて」からしゃべるようにする。

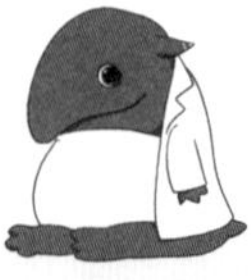

練習 12

自分が怒りを覚えるような場面を何度もシミュレーションし、脳を飽きさせる

これはあまり知られていないのですが、**自分が怒りを覚えるような場面を、何度も何度も頭の中でシミュレーションしてみるのも有効**です。

これって逆効果じゃないの？　と思うかもしれませんが、前述の通り人間には「慣れ」の効果があります。繰り返しになりますが、一発ギャグが大ブレイクした芸人さんは、すぐに飽きられて長続きしないという話は全てに通じます。

この**慣れの効果**を使った治療法に**暴露療法**というものがあります。それを利用して、覚せい剤の依存症患者の治療を行っている医療機関があります。

その方法というのは、患者さんにまず注射器が打てる部屋を用意します。

しかし最初に「注射器には針がありません」「覚せい剤にそっくりな結晶（岩塩）が置いてあるだけです」と説明します。

しかし、見た目がそっくりなので、皆喜んで打とうとします（本当に皆真剣です）。

前述の通り、注射器は偽物で刺せませんし、吸い上げた液体も塩水です。

だから、打ったような雰囲気は味わえるのですが、本当の快楽反応は得られません。

しかし、最初は皆「気持ちよくなった!」という反応を示します。

脳が擬似的に「この手順を踏んだから、これくらい気持ちよくなるはずだ」と誤認識することから生じる現象です。

その後、この仮想注射を繰り返していると、だんだん脳はこの仮想注射に飽きてきます。そして新しく「注射を打っても、全然気持ちよくなれない」という刷り込みが生じ、やがて注射器そのものへの渇望も減っていく、という治療法です。ただ、ここまで行くのには結構な回数が必要です。

嫌なことを何度も思い浮かべることで、実際に起こったときのショックを減らす

では、イライラする出来事はどうでしょうか?

試しに、**上司に叱られた瞬間を何度も思い浮かべてみましょう。**

最初は、思い出すたびにイラッとするかもしれませんが、何度も繰り返せば、「何かそこまで怒るほどでもないな……」と脳がだんだん怒ることに飽きてきます。

このように慣れてくると、実際に上司と顔を合わせ、嫌なことを言われたとしても、不

快感はフレッシュさに欠け、受け取り方としては些細なこと、となっていきます。

嫌なことに脳を飽きさせるのが、一番手っ取り早い対策と言えます。

もっとも、何度も同じことを体験しても「慣れ」が起こらず、同じようにイライラが続いてしまう人もいます。

その場合は、境界性パーソナリティ障害や、ＡＤＨＤなどが根底にあるのかもしれません。

これらの病気は、同じ刺激に毎回同じくらいドーパミンなどの神経伝達物質を分泌することがわかっており、刺激に慣れることが非常に困難で上記の手法が効きにくいです。

思い当たる方は、一度、対応可能な精神科に相談してみましょう。

POINT

嫌なことに脳を飽きさせるのが、一番手っ取り早い対策。

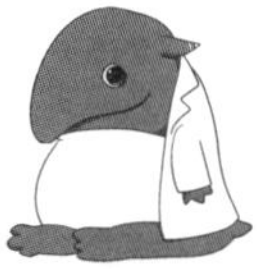

練習 13

あれこれ考えずに「寝てしまう」

もう一つ、怒りを収める方法として、お勧めなのは「**寝てしまう**」ことです。嫌なことがあったらスープでもなんでもいいから、温かいものを腹の中に入れて、とにかく寝る。一晩寝ると頭の中での感情はクールダウンするので、寝る前より落ち着きます。怒りや悲しみ、恐怖で眠れない状態が一週間以上続くなら、一時的に薬の力を借りて寝ることも視野に入れましょう。ただし、お酒は睡眠の質が下がるので止めましょう。

古くは「臥薪嘗胆《がしんしょうたん》」という言葉があります。これは辛く腹立たしい気持ちを忘れないために、寝にくいゴツゴツした薪《たきぎ》の上で寝て、天井から吊るした苦い肝《きも》をぺろぺろ舐めながら、「こんなに辛い思いをしているのは、あいつのせいだ絶対許さないぞ」と思い返した故事から生まれた言葉です。逆に言えば、それくらいしないと人間というのは、寝て起きたら割と辛い感情を忘れてしまう生き物なのです。その能力を、私たちはもっと生かすべきです。

POINT

一晩寝るといやなことも忘れてしまう。

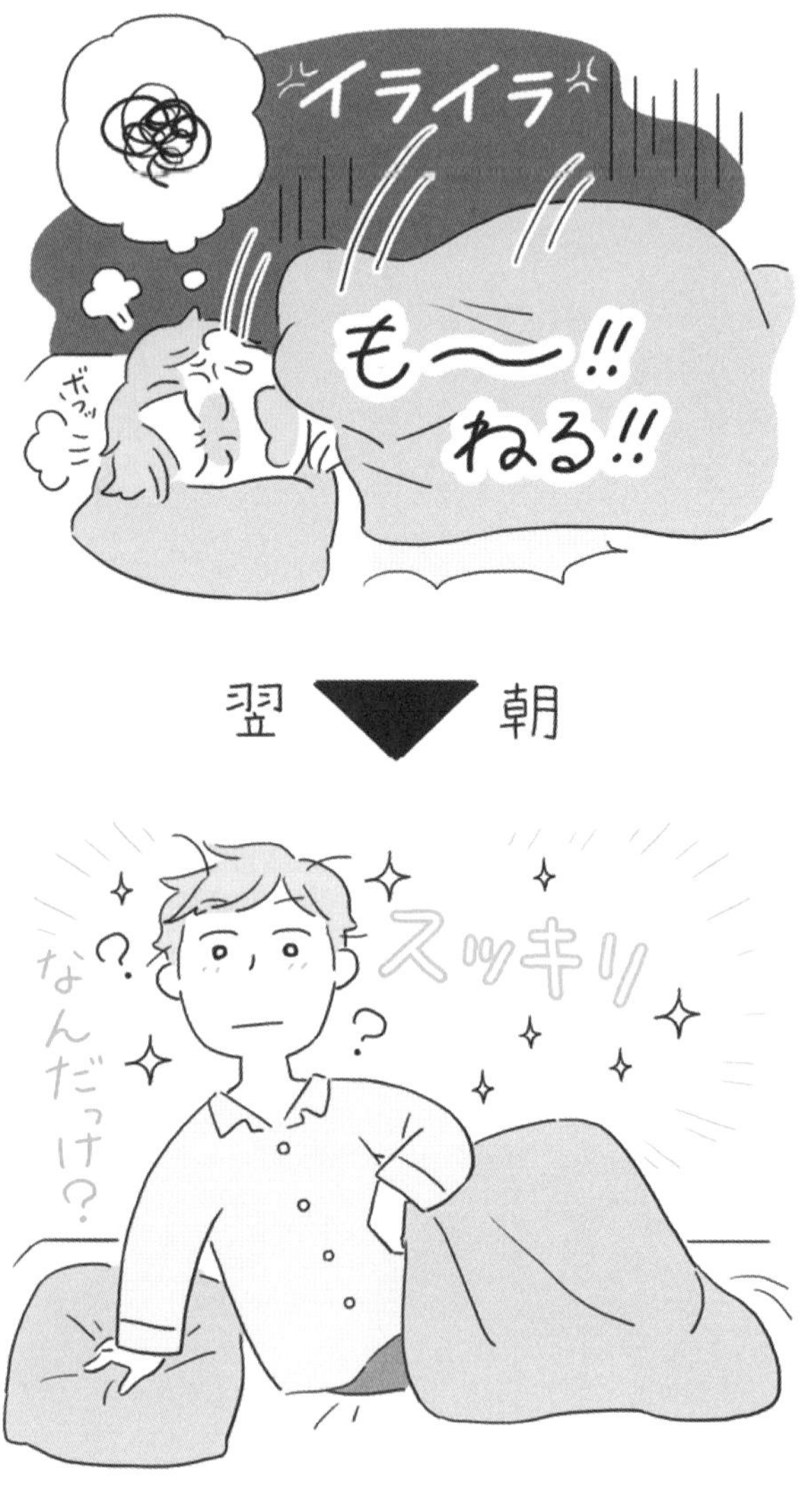

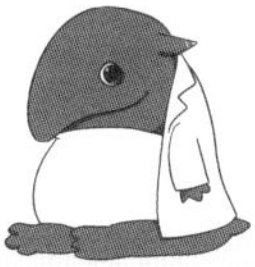

練習 14
私に「配慮して!」ではなく、「配慮される」自分になるテクニック

世の中には、皆から配慮されやすい人がいます。たとえば、「君は体が弱いから、この荷物持ってあげるね」と誰かからいつも気を遣ってもらえる人などです。

そういう人を見つけたら、「私だってそんなに体強くないんだけど!?」と嫉妬するのではなく、どうしてこの人は、周りから配慮してもらえるのかを観察してみましょう。

配慮されている人は、相手に「やってあげてよかったな」と思わせる気遣いをしています。「ありがとうございました」と笑顔で気持ちよく、感謝の言葉を述べているなどです。

そんな簡単なこと、と思うかもしれませんが、お礼の言い方がしっかりしていない人は意外に多いです。反応された人は素直に「やってあげてよかったな」「また何かあったら、助けてあげよう」という気持ちになるものです。

しかし、ブスッとした声で「どうも……」という反応だと、次はやってもらえなくても当たり前ではないでしょうか。

POINT

何かしてもらったら笑顔で気持ちよく、感謝の言葉を述べる。

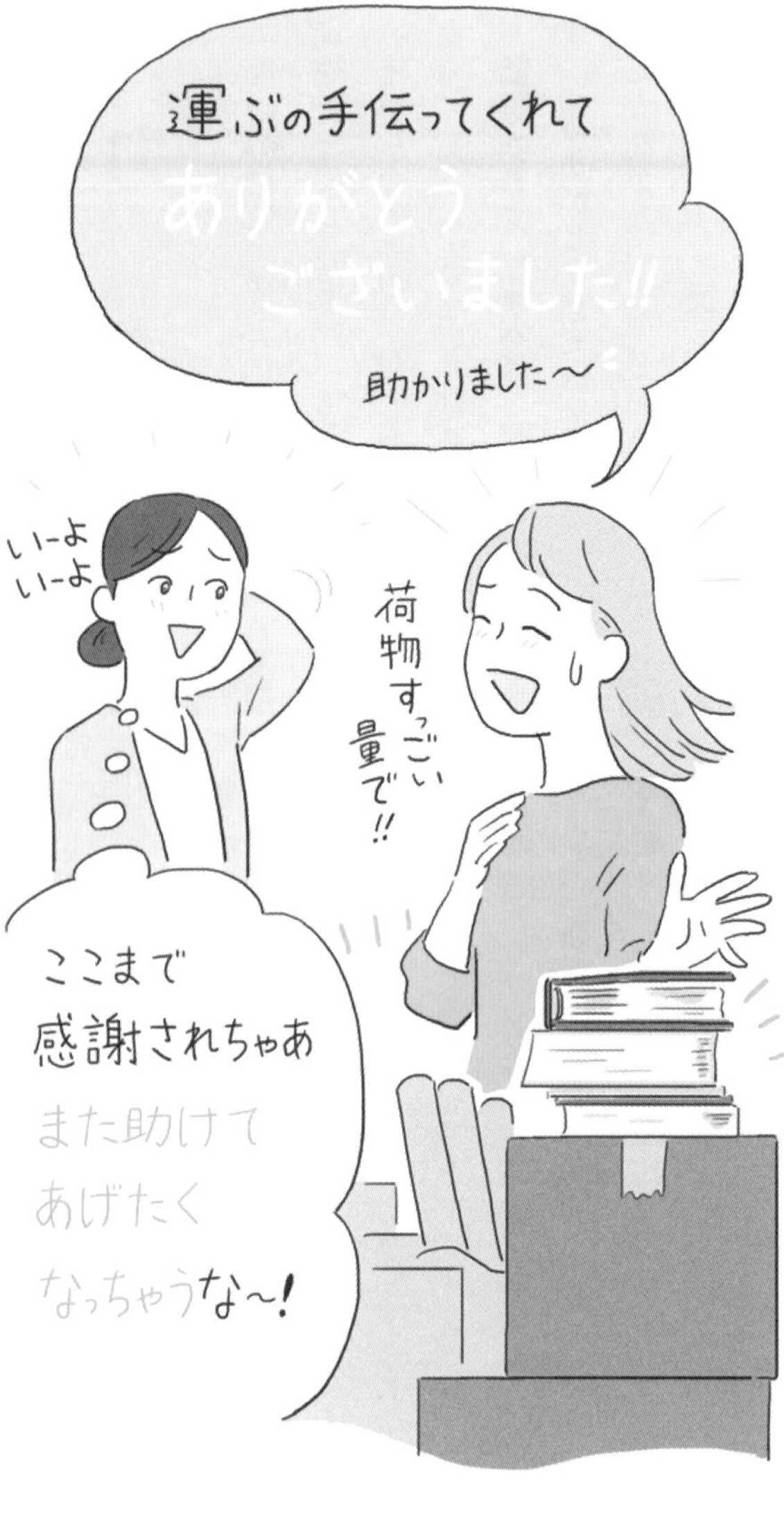

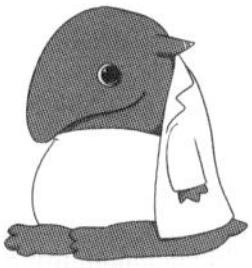

練習15 最初から自分の欠点をさらけだして「お願い」する

配慮される人は、最初から自分の欠点をさらけだして、「お願い」をしているケースがあります。

「すみません。お恥ずかしい話なんですけど、私はこれ、苦手な仕事なんです。完璧にできるかわからないので、終わったあとにチェックをしてもらっていいですか？」

実はこれも相手に満足感を与えるもので、相手側は「自分の力で役に立つことができた」と、自己評価を高めることができます。

「こんなことでいいなら、いつでもまた声をかけてね」という気持ちになるでしょう。

観察してこうした点に気づいたら、自分が同じような言動をしているかを考えてみてください。そんなことをしていなかったならば、「私が配慮されないのは、別にあの人と差があるからではない。配慮されるようなことを、自分がしていなかっただけなんだな」と気づきます。これから同じように自分がやるかどうかは、「性に合う・合わない」で決めればいいです。こうすれば、少なくとも余計な嫉妬や劣等感からは解放されるでしょう。

配慮されないことに、不快感を持たなくて済むようになります。

人を恨んだり、憎んだり、嫉妬の感情を持ったりするくらいなら、「あの人を観察してテクニックを学ぼう！」という考えを持ってみるのです。

テクニック……といっても、相手は意識してやってはいないでしょうが、他人のいいところをどんどん取り入れていくほうが、プラスになるのは間違いありません。

ただ、世の中には、その〝キャラ〟だけで、皆から配慮してもらえる人もいるのは事実です。単純なものだと、女性で若くて可愛いからと、男性社員にチヤホヤされるケース。

ただ、これは「配慮されている」のではなく、下心を持たれているだけです。対抗しようと思ったって、相手の年齢が若く、外見も魅力的なら、かなうわけがありません。

そもそもこの場合、配慮されることがプラスになるかどうかもわからないのです。逆に、恋愛感情のトラブルを生むかもしれません。

自分とは別の世界のことと考え、とっととネガティブ感情から撤退してしまいましょう。

POINT

他人のいいところをどんどん取り入れてみる。

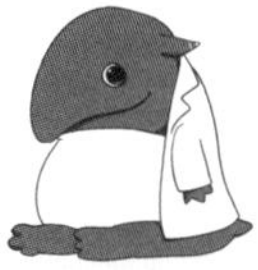

練習16

他人からマイナスの言葉を吐かれたときにすぐやる「脳内会議」

他人からいやなことなどを言われたときに、さらりと受け流すのに有効なテクニックが**「脳内会議」**という方法です。たとえば他人から、心ない酷い言葉を言われたとしましょう。

「使えないヤツだな」とか、「これだからあなたはダメね……」とか。

激しいショックを受けるし、怒りも覚えるでしょう。そんなときは、自分の頭の中で少しだけ「脳内会議」を開きましょう。議題は「この発言をどこまで鵜呑みにする必要があるか？」です。脳内会議ですから、頭の中でいろんな自分に発言させて、いろいろな議論を交わしてみます。たとえば、こんな具合です。

私A「使えないヤツ、という発言は間違っていると思います！　だって、普段はきちんと成果を出しているし、この前は褒められる機会もあったはずです！」

私B「でも、それなら上司は、なぜそんなことを言ったんだろう？」

私C「いつも短気な人だからさ、カッとしてつい、パワハラ発言が出たんじゃないの。

いつもだって、他の人に結構言ってるじゃん。自分だけ言われてるわけじゃない」

私D「そんなことより、今日のランチ何を食べます？」

私B「なるほど。では、先の発言は、丸ごと鵜呑みにする必要はない、ということで結論を出してよろしいですか？」

私A「いいと思う」

私C「でも、怒られた理由と思われる点はチェックして、次からしないようにしよう。怒られないに越したことはないからね」

私D「ねえ、ランチどこへ行く？」

いやなことを言われた瞬間にやることですから、ここまで細かくできるかどうかはわかりません。ただ、「そんな言葉を気にする必要はない」ということで、自分の中で納得できたら、それでよしとしましょう。

あとは気にせず、できるだけ意識をせずに、普段通りのことをしていればいいです。意識すればするほど、相手が近くにいるだけで似たようなミスをしてしまいかねませんし、ストレスもかかります。萎縮した状態で「これをやったら終わりだ」と思いながらやっていると、再度同じミスをしやすくなるので、早急に頭を切り替えたほうがいいです。

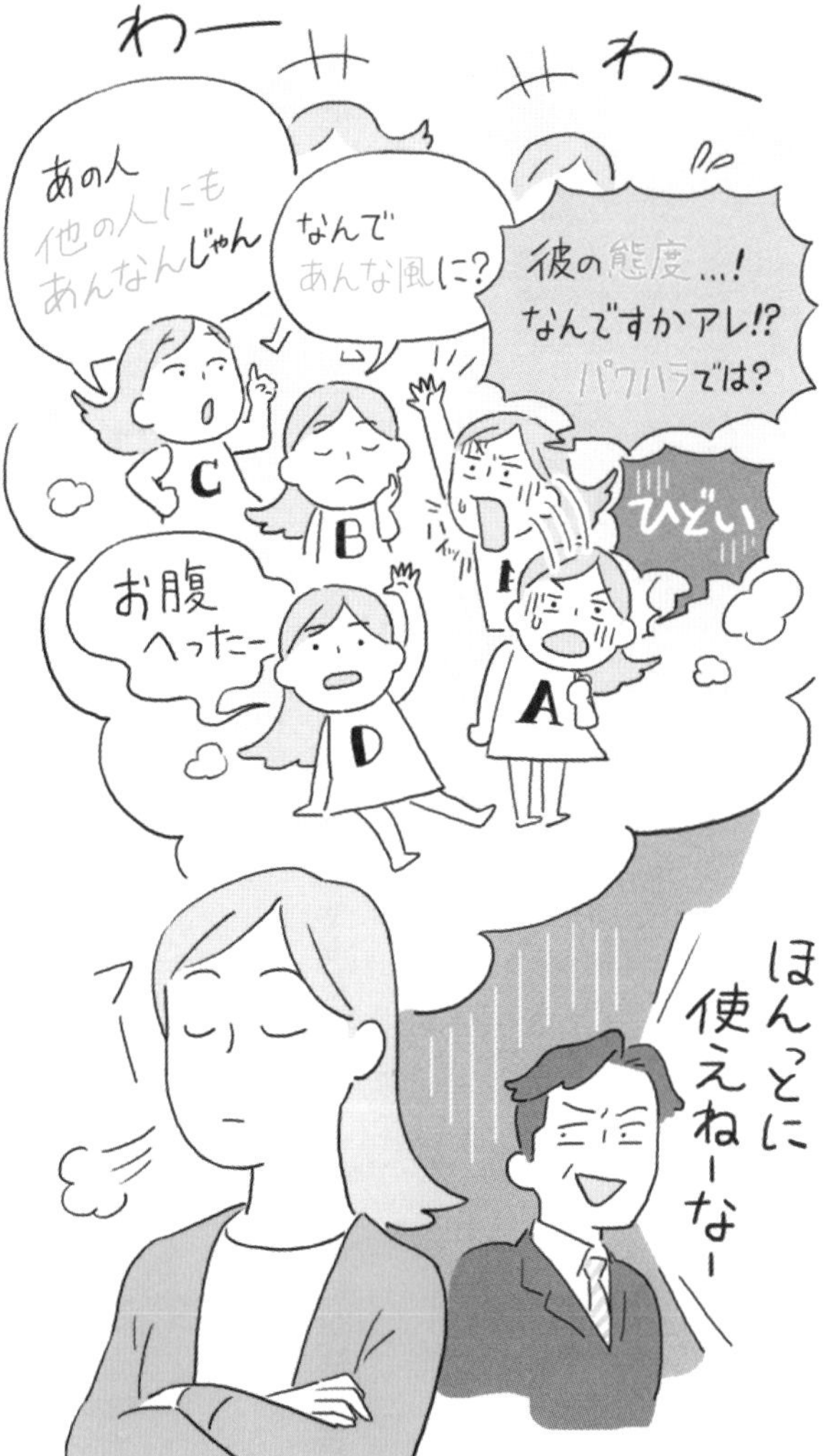

POINT

一人「脳内会議」で頭を切り替える。

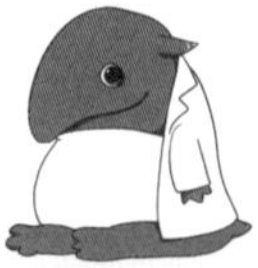

練習
17

ハチャメチャに自分を褒め倒せる人が結局、最後は成功する！

あなたは自分のことを、どれくらい褒めているでしょうか？

人間関係が原因で生きづらさを感じている人は、そもそも他人との関係に期待し過ぎているところがあります。

先のように上司と真っ正直に向き合ってしまう人は、逆に言うと「ここで努力をすれば最終的には、自分と上司との関係がよくなり、自分のことを褒めてくれるような環境になる」と、心のどこかで期待しています。

でも、残念ながら人はあなたが期待するほど、あなたのことを褒めてくれません。

別にそれは誰が悪いわけではなく、あなたが自分のことに関心を持っている以上には、誰しも他人にそれほど関心を持っていないからです。

だから「他人を褒める要素」に対して、たいていの人は鈍感です（だってあなたもこの人に褒めて欲しいなと思う人のことを褒めようと思って注意深く見ていませんよね？　そういう意味ではおあいこです）。

自分で自分をおだて、褒められる人間に育てる

褒めて欲しいなと思う場合は、まず自給自足の精神で自分で自分を褒めましょう。

自分で自分を褒めるところがないと思うかもしれませんが、それだと他人からはもっと褒めてもらえません。

だからこそ、自分で自分をおだてて褒められる人間に育てましょう。

スタートは「生きていて偉い！」ということからで全く構いません。

朝起きたら、**「今日もちゃんと起きた。偉い！」「顔を洗った、最高！」「仕事に向かっている！　天才！」「遅刻していない！　マーベラス！」**。

遅刻したとしても、**「出勤しただけすごいじゃない、感動した！」**と。

いくらでも、脳内で褒めるポイントはあげられるのです。

こんな一見アホな褒め方でも、脳はちゃんと反応しています。

「もっともっと褒めるようなことをしよう」と気持ちは前向きになり、積極的に仕事をしたりして、自分を喜ばせるような行動をとれるようになるのです。

逆に、朝から自分にダメ出しをしていたら、どうなるでしょう？
「もう朝か、いやだなぁ……」「顔洗うの面倒くさい」「仕事行くのしんどい……」「遅刻しないのなんて当たり前じゃん」「遅刻した……。最悪」

この思考では、いいことがあったとしても、自然とマイナスに捉えるクセがつき、口角がガンガン下がるので「運気も同じように下がる！」と思って今すぐ止めましょう。

そもそも朝一からこんなことを考えていたら、ますます起きづらくなるし、会社にはますます行きたくなくなりますよね。

結果として自分で自分の毎日をますます、生きづらいものにしてしまっています。

本書を手に取った人からしたら、絶対嬉しくない流れですよね。

POINT

自給自足の精神で自分で自分を褒める。

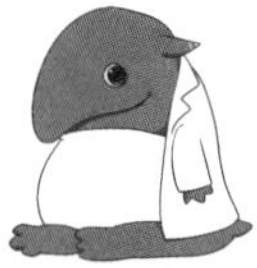

練習 18
頭が凝り固まったときこそ、「脳内に別人格」をインストールしよう！

「そんなことを言われてもマイナス思考は止められない！」という人のために、私がお勧めしたいのは、**脳内に別人格をつくること**です。

別人格というと多重人格とかを想像されるかもしれませんが、そこまで大げさに考えなくても大丈夫です。

自分にはできない（と決め付けてしまっている）ことを代理でやってもらうために、自分以外の誰かならどうするか？　を想像するやり方です。

難しく感じるかもしれませんが、これは皆さんが子どもの頃に何度もしたであろう「ごっこ遊び」と同じです。

戦隊物ごっこ、プリキュアごっこなど、一度はしたことがあるのではないでしょうか。明確にキャラでなくてもいわゆる「おままごと」も似た遊びになります。

転んでしまっても「痛くない！　何とかレンジャーはこんなことじゃ泣かない！」となりきれば実際、泣かずに済むこともあったでしょう。

病院に行って注射を打たないといけないときに「プリキュアなら平気だもん！」と耐えられたこともあったでしょう。普段は絶対遊ばない年下の子だって、おままごとに参加していたら一緒に遊べたりします。

人間は様々な「自分ではない別のもの（仕事や役割など）」になりきって遊ぶことで少しずつ思考の幅を広げられます。

たとえば妹や弟が生まれ、自分の家族内での地位が変わってしまったとしても、「お姉ちゃん（お兄ちゃん）だから妹（弟）と遊んであげるんだ！」と自分に言い聞かせて、その役割に徐々に順応していきます。

つまり「ごっこ遊び」や「自分の役割を言い聞かせる」ことで、人間は思考に背伸びをさせることができるようになるのです。

なので、「ついネガティブな思考をしてしまう」人は、口に出さなくても構いませんから**「ポジティブな思考をする人ごっこ」をして、疑似的にポジティブ思考になる**ことは、ある程度可能なのです。別人格は、有名人や好きなキャラクターなど自分自身でイメージしやすいものを使うのもアリです。

イメージの例を次にあげますので、参考にしてください。

松岡修造さんを脳内にインストールする

「朝起きたくないな……」

←

「わかる！　わかるよ！　でも自分を信じて、大丈夫。目を開けて。そう、目が開いたね、じゃあ、次は上体を起こして。できる、できるよ！」

「よし、できたね。次は顔だ。顔だけ洗ってみよう。洗えた？　やった！　最高だね！」

「この勢いで服を着よう。え？　決まらない？　昨日と同じでも誰も気づかないよ。昨日の隣の同僚のネクタイの柄、言える？　言えないでしょ。じゃあ、大丈夫、会社に行こう！」

「会社に着いたね。偉い！　朝起きたくないって言ってたのに来れたじゃん。この勢いでメールをチェックしよう。いいぞ、開いた？　読める？　読めてるね！　返信できる？　いつかやらなきゃダメな返事だよね？　今やろう、できるよ！　え、上司に確認しないとダメ？　なら今しよう。今上司がダメ？　ならメモを書こう。今すぐ！　いつやろうって考えてる時間がムダ。今やればすぐ終わる！　今やろう！」

なんか勢いで仕事まで始められましたね。こんな感じで脳内の松岡修造さんの指示に従ってください。脳内に松岡修造さんがいなければ、あなたはまだ布団の中だったかもですね。よかったですね、松岡修造さんが脳内にいて！

マツコ・デラックスさんを脳内にインストールする

「昨日の失敗、皆笑ってるだろうな。仕事行きたくないな……」

←

「ちょっとアンタ。皆、そんな暇じゃないわよ！　いちいちアンタの失敗なんて見てないし、話題にもしないわよ！　見られたと思ってるなんて、アンタ意外に自信家ね？　そんだけ自信あるんだったら、見返してやりなさいよ！」

「悪口言われて辛いな……」

←

「あのさぁ、悪口いちいち言うやつって大体自信ないやつなのよね。そんな自信のない人間になんか言われても大したことないからさ。言わせといたらいいんじゃない？　言われてアンタの財布からお金が減るわけじゃないでしょ？　え？　悪口広まったらどうしよう？　人の悪口言って笑ってる人間と付き合う意味なんてないでしょ？　時間の無駄だし、そんなことでグダグダ悩むくらいなら、今日帰ったら部屋の掃除でもしたら？」

この勢いで掃除をしてしまいましょう。私のお勧めはトイレ掃除です。面積が小さいので時間もかかりませんし、キレイなトイレは普通に気持ちがよくなるもんです。

POINT

「ポジティブな思考をする人ごっこ」をして、疑似的にポジティブ思考になる。

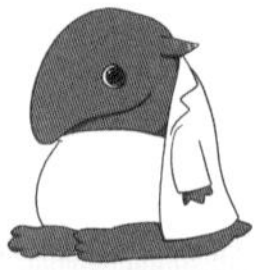

練習

19

「憧れのあの人がいるごっこ」をする

私は、とある友達とのＬＩＮＥで延々「お嬢様ごっこ」をしています。

これは完全に双方のやり取りの口調がお嬢様ふうなだけですが、この謎の遊びを導入してから、他人との無用なトラブルやケンカは、ほぼなくなりました。

口調や文体が荒れていると、それだけでケンカになりやすいのかもしれません。

でも、冷静に考えるといい年をした社会人の二人が、

「先日ワタクシ、ゲームを買いましたのよ」

「まぁステキ！　ワタクシは今月遊んでしまいましたので買えませんの」

「お気の毒ですわ……。でも〇〇様ならきっとしっかり節約なさって来月にはご購入できるようになられますわ！　ワタクシ応援しておりましてよ！」

「●●様の励ましでワタクシ、気が引き締まりましてよ！」

などと双方のテンションがこのまま、何と4年くらいこれで通しております。

やっていると、

「困っておられる方に酷いことなんか言えませんわ！　むしろご助力致しましてよ！」
と謎の心の余裕まで生まれました。

これを普段の口調でサラサラ言えたり、打てたりするようになれば、ほとんどのややこしいトラブルは起こらなくなる気がします。

ちなみに、この「お嬢様ごっこ」のきっかけは、ネットで有名な「ドイツ軍の捕虜になったフランス軍人が、架空の少女がいる設定で過ごし、皆礼節を保って捕虜生活を送った」という話を聞いて、試してみようと思ったことでした。

◎あらすじ

世界大戦中にドイツ軍の捕虜になってしまったフランス軍の軍人たちは心がささくれていました。仲間同士で些細なことで小競り合いになり、ケンカをしてしまいます。

そんな中「ここに少女がいたとしよう」というとんでもない提案が出ました。皆ギョッとしましたが、「ここに少女がいたとして、そんな少女の目の前で紳士である我々が、醜く仲間同士でケンカをするなんてバカげているだろう。だから少女の前で恥ずかしくない立ち居振る舞いをしよう」と言い始めました。

最初は、ギクシャクしながらも皆で架空の少女のために少ない食事を一人分取り分け、誰かが汚い口調で罵り合いそうになれば、「少女の前だぞ！」と別の人間が仲裁に入りました。架空の少女の誕生日に向けて捕虜の苦しい生活の中、皆各々ができる範囲で贈り物を用意したり、辛いときにも少女が心配しないように気を遣ったりしながら団結して生活。結果、捕虜たちは全員誰も死ぬことなく、人間として尊厳を持ったまま無事帰国しました。めでたしめでたし…。

残念ながら、これは実在の話ではありません。

原作はロオマン・ギャリイというフランス人作家の『天国の根』という小説の挿話を、コリン・ウィルソンという作家が『至高体験』という小説の中に引用し、徐々に形を変えて広まった話のようです（元は少女ではなく貴婦人だったり、捕虜はイギリス軍だったり、ネットも相まって物語はどんどん変化したようです）。

しかし、この話は非常に含蓄があります。

確かに今、目の前に**「あ、この人の前でダサいところ見せたくないな」という人がいると仮定したら、いろんなことを引っ込めないとまずい**です。

貴婦人でも少女でも自分の好きな人でも大ファンの芸能人でも、対象は何でもよし。憧れのその人の前でダラダラ朝起きたくないと文句を言い、ハンカチも持たず外に出て、会社でも不平不満をタラタラ言いながらスパッと仕事をせず、他人の失敗を見て嘲《あざ》笑い、歪んだ姿勢でスマホを見ながら食事ができますか？

あの人の前ではそんなことできない！　という**とっておきの人を選んで30分だけ「憧れのあの人がいるごっこ」**をしてみてください。

楽しく、明るく、前向きに生きるための小技を身につける

こうした**あの人がいるごっこでどうなるかといえば、「今までいやだったこと、億劫《おっくう》だったこと」が、少しだけ楽しくなったり、見る目線が変わったりします。**

こんなごっこ遊びを始めるだけで生きづらさが少しでも解消されるなら、すごくコスパのいい解決方法ですよね。

これらのいろんな工夫が、自分が楽しく明るく、前向きに生きるための小技（小細工）です。辛いことを辛いままに受け止めるのは、もう止めましょう。しんどいだけです。

たくさんの面白い考え方を脳内に取り込んで、気が向いたもの、自分に合いそうなものを選択して実行してみましょう。

辛いことをヒラヒラと合気道のように軽くかわして生きていくことは、何も悪いことではありません。

何があなたの人生に必要か、不要かはあなた自身が決めることです。

誰かに言われたから選択しないといけないことは、実は、あなたの人生には何一つありません。

でも、選択する自由の背後には、いつも責任と義務がついて来ることは忘れないようにしましょう。

だから「他人に言われたこのルートを選んだらこんなことになった！　どう責任取ってくれるんだ！」と言っても、責任を取る人は選択した本人なので、やはり他人に自分の人生の主導権を握らせるのは、止めたほうがよさそうです。

POINT

たくさんの面白い考え方を脳内に取り込んで、気が向いたもの、自分に合いそうなものを選択して実行する。

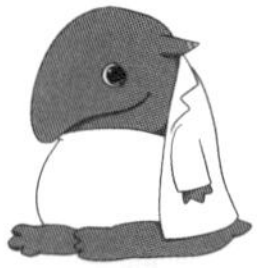

練習 20

余計な噂話を人生から排除する

世の中にはつい軽はずみに、相手の気持ちなど考えずに思ったことを口にしてしまう欠点のある人がいます。そのような、深い考えもなしに思い付いた言葉をあなたに投げてくる人の発言に、いちいち一喜一憂しているとメンタルが持ちません。

「この人はこういう傾向があるから、どこまで話を聞くべきか」は、常に相手の特徴に合わせて受け入れ方を考えたほうがいいです。しかし、中にはほとんど苦言を呈さない人がいます。

もし、そういう人に苦言を呈されたときは、しっかりと聞きましょう。同じ言葉であっても、人によって重みは全く違います。同じ言葉であっても重みが違うというのは、不意にあなたに情報を入れてくる人にも適応されます。

「この間、お前の彼女、知らない男と歩いてたぞ」という話を突然されたとしたら、普通はさぞショックで気になるかもしれません。

「どこの誰だ！」なんて、血相を変えて彼女に連絡してしまいそうになるかもしれません。

ただ、それを言った人が普段どんな人かは考えてから行動したほうがいいです。割とあることないこと、すぐに「ねーねー聞いた？」と、いろんな人に言いふらす人なら、即怒りながら彼女に連絡する必要はないかもしれません。

でも、普段そういうことを言わない人があえて伝えてきた場合は、どう動くかしっかり冷静に考えるべきです。どのみち、即彼女を問い詰めるというのは、あまりいい結果を生みません。そもそもよく考えれば、その男は兄弟かもしれないし、父親や親戚かもしれません。そうでなくたって、会社の同僚でも、営業相手でも、クラスメートでも、他の男性と話をしながら一緒に歩くことは日常的にいくらでもあります。いきなり人から聞いた話だけで感情に振り回されて動くと、あまりよい結果にはならないでしょう。

これは直接、「誰々があなたの悪口を言っていた」と伝わってくる情報も同じです。たとえば、あなたのことを知っている人間が１００人いたとすれば、それは1人や2人、悪口を言う人もいます。全員に好かれるのは不可能なことなので、これは当たり前のこととして理解してください。あなたも私も、今日も誰かに悪く思われていて当然です。

ただ、これも本来なら耳に届いてこないし、届いてこない以上、どうでもいい情報です。あなたが知らなければ、その情報はこの世に存在しないと言ってもいいのです。

それをいちいち伝えてくる人も、ちょっと迷惑な存在です。本書を読まれている方にも「言われていることは全部知りたいから、そういう人には感謝しています！」と思う人がおられるでしょうが、知ったところで心が軽やかになるかと言えば、聞かされる情報は「無駄」なものだと思います。

聞いたらその都度、ちょっと考えるための脳内会議をして「そんな話を気にする必要はない」という結論になるなら、さっさと忘れてしまったほうが得だし、そもそも聞かなきゃこんな会議もしなくていいのです。

また、あなた自身が噂話をその当人に伝えたがるクセがあるのだったら、それこそ「この話を◯◯さんに言うべきか」と脳内会議をして、よほどのことでなければ、封印してしまったほうがいいでしょう。

下手をしたら「噂の発信源はあなたじゃないの？」と言われてもおかしくない状況になりかねません。噂話というのは広めても、誰も幸せにしない負の会話です。せめて自分の周囲の噂話だけでも、人生から排除したほうが、あなたの人生はより豊かになります。

POINT

噂話というのは広めても、誰も幸せにしない負の会話。

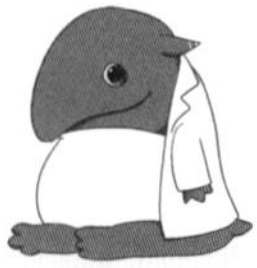

練習 21

ときには「逃げる」「諦める」が「やるべきこと」になる

今まで延々「いやでもとりあえずやりなさい！」と強く主張してきましたが、**やるだけ損をする場合は、なるべく早く逃げる、距離を置くなどの判断をすることは大事**です。

どんなに辛いことに対しても「逃げちゃダメだ！」という言葉を口にし、諦めたら負け、何度でも何度でも、課題に向かって立ち上がっていくべきだ、と根性論で突っ走ろうとする人にとっては、特にここは大事なところです。

諦めないこと、逃げ出さないこと、信じ抜くこと、その心がけは立派なのかもしれませんが、もしその「諦めない！」の対象が「明後日の方向に向かっている努力」である場合は、即方向転換をしないと、本当に望んでいる結果は一生手にすることができません。

ですから**必要なときは、「逃げる」「諦める」という選択をするべき**なのです。

努力してもどうしようもないことに対しては、早めに損切りをして、生きづらさをとっとと解消してしまいましょう。

POINT

「明後日の方向に向かっている努力」であれば、即方向転換する。

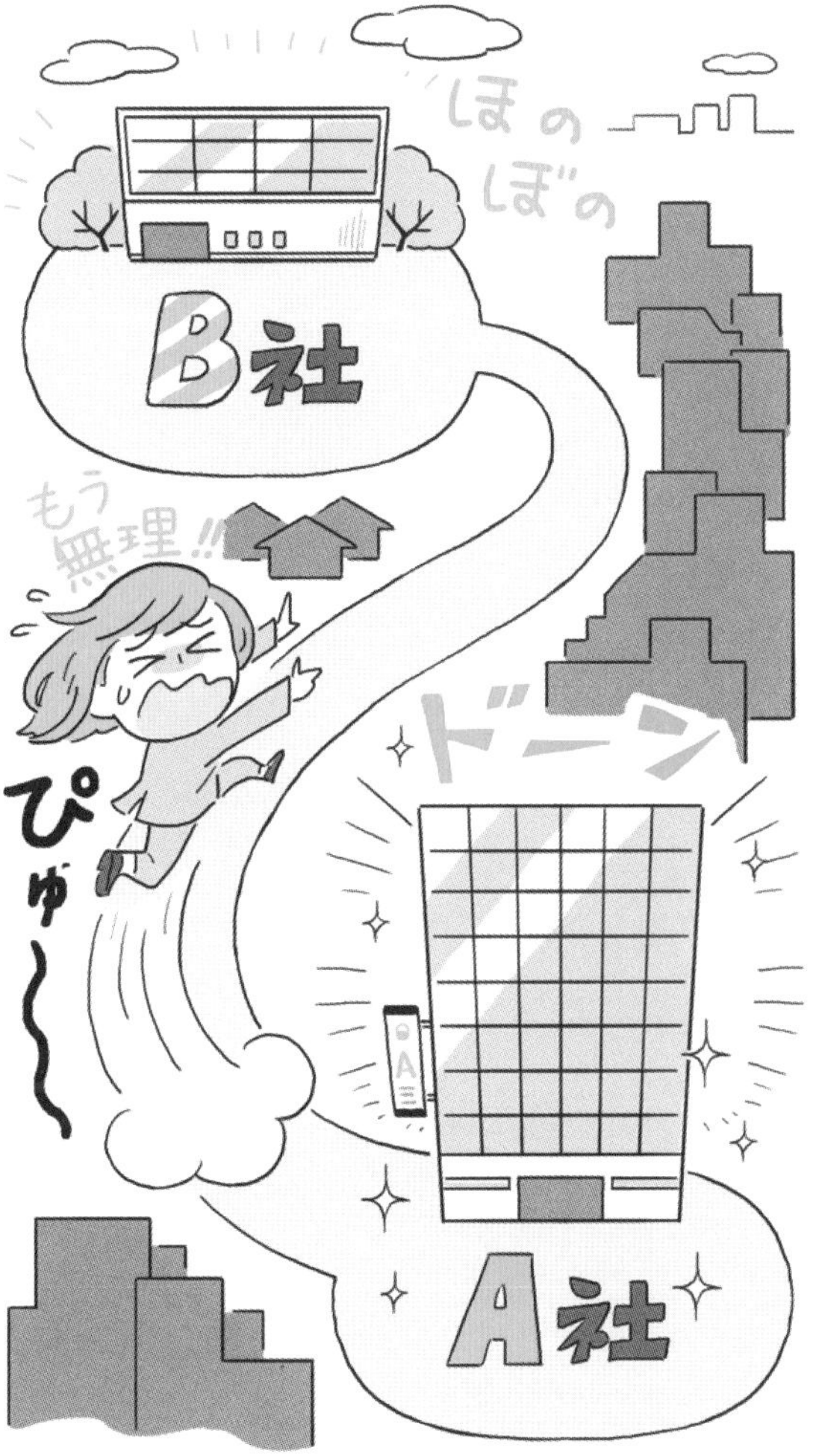

第 4 章

生きるのがさらにラクになる！
心の習慣

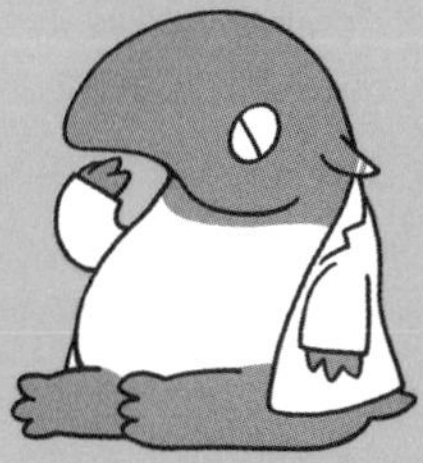

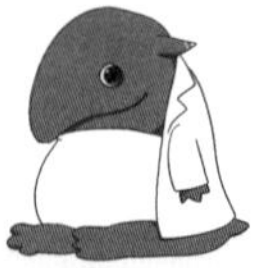

生きづらさを解消するちょっとした習慣の勧め

本書の最後に、小細工以外のちょっとしたコツを、習慣という視点からアドバイスとしてまとめてみました。

どれも、私がふだんから患者さんたちに提案しているものばかりです。

言うまでもなく、これらを全部やる必要はありません。

それぞれの内容をざっと読んでいただいて、どれでもいいので、何かピンと来るものがあったら、試しにやってみようくらいの軽い気持ちで結構です。

やってみて、もし無理そうなら、止めればいいだけの話です。

難しく考える必要はありませんので、バクがそう言うなら、ちょっとやってみようかなという感じでトライしていただければ嬉しいです。

そして、もし「これはちょっといいかもしれない」と思うものがあれば、継続して習慣にしてしまえば、生きづらさの解消に役立つと思います。

では、以下に紹介していきます。

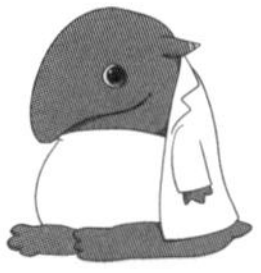

習慣 1

「パンをこねて」イライラを解消する

何かに対してイライラする気持ちは、いくら小細工をしても、なかなか収まるものではありません。

イライラとした感情はマグマのように心の奥にふつふつと潜み、すっきりと消えません。その場の爆発は避けられたとしても、いつか大爆発する危険性が残っているわけです。

そこでマグマの熱を利用して、温泉をわかすような発想の転換が必要になります。

私が患者さんにお勧めするのは「**パンをこねる、つくる**」というものです。

パンづくりは結構、体力を使うそうです。粉に行き場のない怒りをぶつけてこねているうちに、溜めた怒り分の体力が消耗してしまうと、ある患者さんに教えてもらい、それ以来いろんな患者さんにお勧めしています（パンじゃなくてもハンバーグでも何でも体力が必要で、パワーを生地が受け止めてくれるものなら何でもいいようです）。

もしくは、１００均で買ってきた皿を床に叩きつける、ぬいぐるみや布団、サンドバッグをバシバシ叩く、一人カラオケで好きな歌を熱唱する、など、感情を大爆発させないために、物理的な方向で発散させると、怒りが解消できます。

また、職場で手軽にできることで言えば、たとえば「**オフィスの掃除をする**」とか「**机の整理整頓をする**」「**いらない書類をシュレッダーにかける**」などが効果的です。

あとは少しお金はかかりますが、帰りにジムに寄ったり、バッティングセンターなどに行ったりして体を動かすのも有効です。

ジムでは、最近ボクササイズなどが人気だそうですが、脳内でぶん殴りたい相手の顔を思い描いてやると効果もアップするでしょう。

反射的にその場で怒りを爆発させる人間になるよりは、ちょっと堪《こら》えて、別の場でその怒りを発散させるほうが健全ですし、円滑な社会生活を送るという意味からも、そちらをお勧めします。

これらを続けるうちに、自然と心の中だけで感情のスイッチの切り替えもできるようになります。

POINT

怒りを物理的なエネルギーに転換して発散させる。

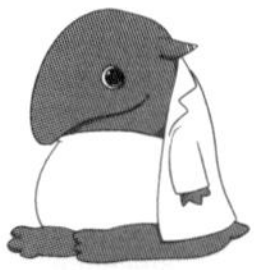

習慣 2

「セルフモニタリング」を取り入れる

本書で再々繰り返している「何はともあれまず自分を客観視しよう」、で避けて通れない手法の一つが**「セルフモニタリング」**というものです。これを利用して「エンディングをハッピーエンドにする思考のクセづけ」までやってしまいましょう。

まず、セルフモニタリングのやり方と、やる習慣のつけ方について説明します。

やり方自体は簡単で、**寝る前や1日のどこかで、その日の自分を振り返って自己採点し、ノートなどに点数を記録**します。

勉強についての評価の場合は、やった時間、やった量なども添えていいかもしれません。

悩んでいる多くの人は、自己否定で低い点数をつけがちです。

たとえば、「今日、会社でミスをしてしまった。今日は0点」、なんていうふうに。

しかし「会社でミスをした」だけで0点だと、もっと悪いことをしてしまったときにつける点数がありませんから、下げすぎた採点設定はまず止めましょう。

とは言え最初は、否定から自分自身に不当にマイナス点をつけない練習だけで大変かもしれません。１日を１００点満点で設定し、最悪：0点、アンラッキー：30点、ちょっとアンラッキー：50点、普通：70点、ちょっとラッキー：80点、人生最高の日：１００点というふうに、ザックリとで構わないので指標を自分なりに決定してから点をつけてみましょう。

ここで0点とか30点の乱発になるには理由が必要なので、そこはちゃんと特記します。そもそも0点は「家を出ていきなり交通事故で入院した」とか「大地震で被災して家財もろとも何もかも失った」レベルなので、なかなかつけられませんからご注意を。まぁこの辺りの指標も各自設定することになりますが、0点だけは気をつけて設定してください。

セルフモニタリングは、自分を冷静に観察するためのツール

こうして何日か点数をつけていくと、大体傾向が見えてきます。

50点の日には雨が降っているな、とか上司がイライラしていたな、とか。そして１００点の日なんて来るのかと、１ヶ月くらいつけているとヒヤヒヤし出すと思います。

１ヶ月後までヒヤヒヤさせるつもりはないので最初に種明かしをしますが、**人生にはむしろ１００点満点の日がほぼ存在しません。**

自分の周りの人は毎日１００点っぽいけど、と思うかもしれませんが、それはあなたも周りから１００点なんだろうなと見られている可能性があるだけです。すまして歩いている先輩も、通勤途中で酔っ払いのゲロを踏んでいる可能性はゼロではありません。他人のその日の点数は、その人以外の誰にもわかりません。だから低いことにガッカリしなくていいのです。

このセルフモニタリングは、基本的にやったことと点数を毎日記録し、ある程度の期間を置いてから見直すことで「このとき、これだけしんどかったけど、今はそんなでもないな」とか、「当時は辛くてたまらなかったけど、今見たらそうでもなかったな」と、**自分で自分を冷静に観察するツールとして活用**できます。

しかし、これを自己否定が止まらない人が、何の知識も対策もなくやるとどんどん辛くなります。なぜなら、点数のつけ方がかなり厳しいからです。ここで「**エンディングをハッピーエンドにする思考のクセづけ**」をする方法を導入します。ベースの点数に対して、横に「無理やりにでも褒めた結果プラスした点数」を、理由を添えて書き加えるというものです。

ミスをしたけど、それに気づけたからプラス10点。ごまかそうとしなかったからプラス10点。「これからはがんばろう」と決心したから、プラス20点……。

それで最初の30点な日が少しでもプラスになればOK。大胆にプラスすればするほどいいです。そして評価を必ずちょっとでもプラスにして、1日を終わりましょう。

点数の根拠なんて、全くなくて構いません。そんなのズルい！　自信にならない！　とか、そんなことも思わなくてOK。そもそもそういう問題ではありません。

ただひたすら修行のように、いかに自分の今日1日を思い出し、無理やり褒めてプラスにしていくか、を淡々と繰り返すことを必ず一定期間やりましょう。

今は騙されたと思っているかもしれませんが、人は不思議なもので、**無理やりプラス評価を習慣づけていくだけでも、自己否定する傾向が減ります。**

生きているってことは、辛いことなので、もちろんめちゃくちゃ落ち込む日もあります。でも「落ち込んだのに、ちゃんと今日もセルフモニタリング＋自分褒め時間をつくった！」って思えるようになったら、かなりこの方法をマスターできています。

最初は何点が正しいの？　など真面目にやっていると時間がとてもかかりますが、慣れてくれば数分もかからなくなります。自己否定のクセがある人は、ぜひ試してみてください。というか、人生変えたいならこの思考改革は絶対やったほうがいいです。

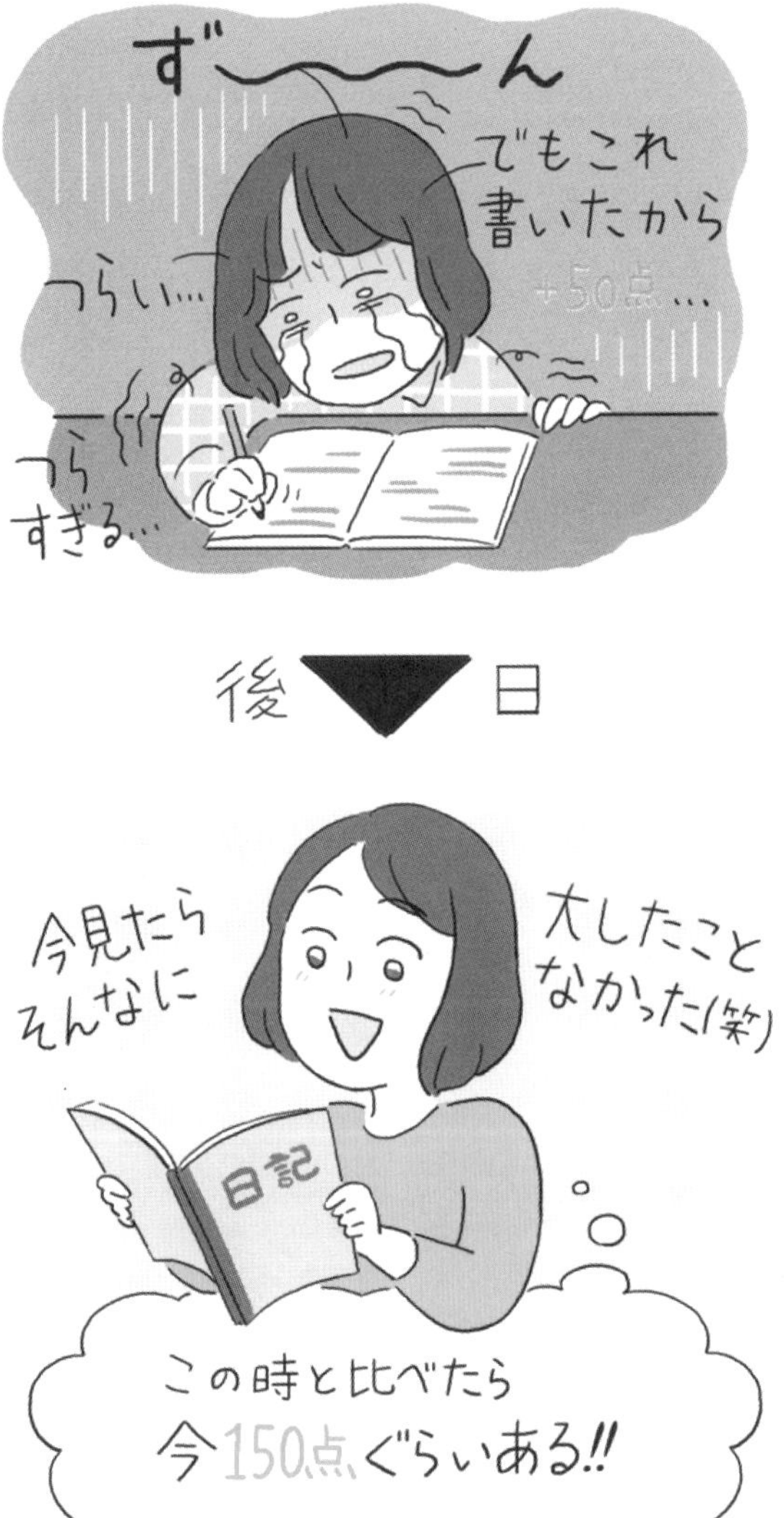

POINT

セルフモニタリングで「エンディングをハッピーエンドにする思考のクセづけ」をする。

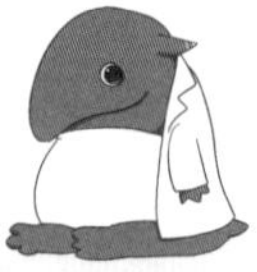

習慣 3

どんな休みだと「やっちまった！」と思うかを書き出してみる

あなたは、休みもあと少しで終わり、という時間になると「やっちまった！」と、1日の過ごし方を後悔してしまうことはありませんか？

もしそんな後悔をすることが割と多い場合、どんな休日だと自分は「有意義じゃなかった」と感じるのか、一つひとつチェックしてみると問題解決は少し前進します。

たとえば、こんなふうに書き出してみましょう。

・家から出なかった
・食事をつくらず、出前やコンビニなどのお惣菜で済ませてしまった
・ゲームをしたり、漫画を読んだり、動画配信サイトを見たりしていただけだった
・出かける予定をドタキャンした
・出かけたけれど面倒になって、結局何もせず帰ってきた
・起きたら夕方だった

このように自分で「ダメだったな」と判断した＝これらがストレスの原因になっている

のなら、ちょっとでもダメなところが減るよう、改善の努力をしてみましょう。

ただ、その「やっちまった！」という感情が、自分の本心から「これではいけない」と感じているものなのか、「他人に言ったらバカにされてしまう」と、単に外聞が悪いからダメだと判断しているのかは、1回振り返ったほうがいいです。

正直、何もせずにボーッとしていようが、1日中ゲームをやっていようが、それがリフレッシュ材料になり、次の仕事への活力やモチベーションアップ！　につながっているのであれば、全く問題なしです。

もし、「皆のようにＳＮＳにあげられるようなアクティブな休日を過ごしていない」ということに引け目を感じるならば、むしろ「休日はＳＮＳを見ない」というのを習慣にしてみましょう。

休日の過ごし方の向き不向きは、個人差がありますので、他人と同じような、というところを目標にした段階で「あなたの休日」ではなくなってしまいます。

POINT

休日は、自分がやりたいように過ごしていい。

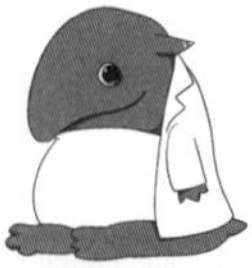

習慣4
「心を満たしてくれるもの」で自分を埋め尽くす

あなたには「これさえあれば自分の機嫌が取れる！」と確信できるアイテムや行動はありますか？　心が疲れてカサカサになってしまったときに、あなたをレスキューできる秘策は常に何種類も用意しておきましょう。

私の場合は、**メンタルがカサカサになったときにやるレスキューの一つに「いい肉を食べる」**があります。そのために自宅の冷凍庫には馬刺しが入っています。

ちなみにＳＮＳの楽しそうな人を参考にし過ぎるのはＮＧです。

アクティブに活動している「リア充」的な人がいろんな人から賞賛を浴びているため、その人たちがやっている「楽しかったこと」は一見あなたの心を満たしてくれる一つの案になりそうです。

ただ本書で何度も述べているように、何をしたらリフレッシュになっているか、どれだけ幸せなのかは、その当人でない限り知りようもないのです。ＳＮＳを見て参考になるどころか「この程度の奴でもこんなことができるのか」と嫉妬したり焦ったりするタイプの人は、自分を満たすものを探す参考にSNSを使うのは止めましょう。

皆が旅行に行ったり、楽しい体験をしたりしている投稿を見て、自分も楽しくなったり行った気分を楽しめたりする「他人の思い出お裾分け満喫タイプ」なら、積極的にSNSを見ることも意味があります。

自分のメンタルをすり減らすような行動は避けて「心を満たしてくれるもの」を積極的に探し、実行しながら、それで日々の自分を埋め尽くして生活してみましょう。

POINT

それがあれば自分の機嫌が良くなるようなアイテムや行動は何かを知り、それを使って心を満たすようにする。

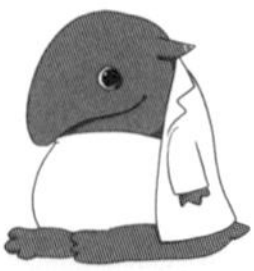

習慣

5

「他人の噂」に振り回されるのを止めると、みるみる幸せになる

「〇〇さんが言ってたよ」

「△△さんってこうらしい」

前章でも述べたように、こうした他人の噂話は、気にして得することは一つもありません。仮に「山田さんが、あなたのことをこう言ってたよ」と田中さんが言ってきたとします。

あなたがカチンときて「山田さんだって、こうなのに……」と悔しい気持ちを口にしたとしましょう。こんな状況で田中さんがあなたの言葉を誰にも言わないと思いますか？

絶対に山田さんに「あの人、山田さんのことをこう言ってたよ！」って告げ口すると思いませんか？

山田さんはさらに、あなたのことを悪く言う流れしか予想できませんよね。

人間は、見聞きしたことを少し大げさに言うことのほうが多いです（だってそのほうが「面白い」ですから）。

だから、悪い話はさらにどんどん尾ひれがついて、面白おかしく広がってしまいます。言い振らした田中さんは、何も困らない立場で両方に両方の悪口を言い振らし続けるでしょう。

酷い人間の行動に振り回されない

この世の中には「何でそんなことするの？」と聞きたくなるような行動を取って周りの人間関係をぐちゃぐちゃにして楽しむ人が本当にいます。

そんな人の「何か面白いと思ったから」というバカみたいな感情に振り回されることが「人の噂を信じて反応する」ということです。

あなたが幸せになるためにも、そんな酷い人間の行動に振り回されることは、もう金輪際止めましょう。

もしかしたらこの本を読んでいる人の中に、無意識にそういう行動を取ってしまっている人がいるかもしれません。

あなたがそういう話をしているとき、あなたの品性はどんどん下がっていきます。どんなに高級なスーツを着ていても、意識の高い習い事をしていても、どんな有名人と知り合いだったとしても、それはあなたの外面であり、内面を完全に覆い隠すことはできません。今すぐ止めましょう。

心がドブ川みたいになっていたら、消臭スプレーでどれだけごまかしても下水の臭いはごまかし切れません。

でも、気づいたなら大丈夫。今から心のドブ川を清掃すればいいのです。やっていたことを止めるだけで、今よりもっとキレイで幸せになれるなんて最高にラクなことです（新しいことを始めるより簡単です。ほんの少しの勇気が必要かもしれませんが）。

ちなみに、これは被害を受けている人にも必要な感覚です。

心がドブ川みたいな人が近くにいて辛いなら「ああ、この人の心ってドブ川なんだなー」と思って、さりげなく距離を置きましょう。

そんな人に振り回されるなんて凄くバカバカしくて無駄。心のドブ掃除なんて、あなたがしてあげる必要はないのです。

POINT

心がドブ川になっていないかをチェックしてみよう。もしドブ川だったら清掃すればいい。

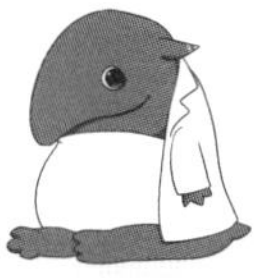

習慣 6
陰口や悪口は、何を言われても聞き流すと決める

この世には、世界中の誰からも悪く言われないで、誰からも愛されている人は存在しません。どんな好感度Ｎｏ．１な有名人にも絶対アンチは存在します。

アンチは、特にハッキリした理由がなくても、「何となく気に入らない」とか、そんなフワッとした理由で自分に反撃しなさそうな人を叩いたりします。おっかないですね。

しかしそんな言葉は、本来なら普通に生活していればあなたの耳に届きません。

現実世界では直接言われることは稀ですし、直接言ってくる人は、その人自身が「ヤバい」人なのでマトモに相手をする必要はありません（対応がかなり難しいタイプなので証拠を集めて距離を取る、逃げるを本気でお勧めします）。ＳＮＳで言われたらネットの機能でブロックやミュートをするか、ＳＮＳを止めるなどの自衛をするといいです。

しかし、それを乗り越えて、あなたにその情報を伝えに来る人がいるから困ってしまうわけですが、そもそも、何で人は人に悪く言われたときに聞き流せないのでしょうか？

それは言われていることに対して、自分にも思い当たる節があるからです。

人は完全に自分に関係のない、事実無根のことで悪口を言われても全く反応しません。

一番効く悪口は、「内心気にしている自分の弱み」を突かれたときです。

言葉は悪くなってしまいますが、ガリガリで体型が貧弱なことを気にしている人が、他人から「豚みたい」「そんなに太ってて着られる服あるの？」と言われたとして、「あ！自分の悪口を言ってるんだ！」と思うでしょうか。多分思わないでしょう。

やはり、この場合効く悪口は、「ガリガリじゃん」「男か女かわからんなぁ」「そんな細腕じゃ女にも腕相撲負けるんじゃない？」「ブラとかなくて大丈夫でしょ？　いいなぁお金かからなくて」等、悩みを直球で突いてくるものだと思われます。

気にしていることをズバリと言われると、人は強く感情を揺さぶられます。

怒ったり、泣いたりして反応すると、相手はあなたを怒らせたり、泣かせたりするような言葉を量産し出します。

どうしても言い返したい場合は、内心嫌みで返す程度に留める

さて、ここで全く心を揺さぶられずに、噂話や陰口に強くなれる方法なんて、果たしてあるのでしょうか？　その方法はあります！

それは**何を言われても聞き流す**、それだけです。

何を言われてもスルーする鋼《はがね》の心を胸に芽生えさせるだけで、あなたに響く悪口はこの世から消え、あなたは噂話や陰口からなんのダメージも受けなくなります。

しかしどうしても言い返したいと思う場合は、内心嫌みで返す程度に留めましょう。

太っている／痩せている＝「へえ！　あなたは他人を容姿だけで判断する人なんだね。世界が狭まってしまわないか心配しちゃうな…」

見た目がキレイ／不細工＝「へえ！　あなたは他人を…（以下上記と同じ）」

性格が悪い＝「人に悪口や陰口を言っているあなたには、悪さはかなわないですよ！」

家が金持ち／貧乏＝「この世の価値の全てが金銭だと思っている、そんなあなたの心は凄い貧困問題を抱えているんですね」

身分の高い／低い＝「そんなことをいちいち比較しながらずっと1日過ごしているなんて疲れませんか？」

頭が良い／悪い＝「人の賢さについて自分の尺度で話すのは、頭がよいことなんでしょうか」

そもそも悪口や陰口は、相手をいかに凹ませるか、に価値があるので躍起になって反応すればするほど、相手の思うツボです。

悪口や陰口に一番効果がある返しは、「無関心」「無反応」か「受け流す」ことです。

やり返そうとすれば、相手と同じ下品な人間になるので、スルー力や、無意識の鈍感さが、あなたの心身を最も守るために必要なメンタル＝最強の鋼のメンタルです。

どのようにしたら自分が「鋼のメンタル」に変われるのかを探すことが、一番手っ取り早くて効果的な方法です。簡単に言うけど、そんなことできるのは、根が明るいポジティブ人間だけだよと、あなたは今この本を放り投げようとしませんでしたか？

どんな人間でも、心があれば１００％うつになる可能性があるので、根がポジティブだろうがネガティブだろうが、他人の悪口や陰口に丸腰で挑めば病みます。

私はこの本で、あなたがこの厳しい世界でサバイバルする方法を繰り返しお伝えしようとしているだけなので、これも「一個だけでも脳の片隅に置くだけで幸せになれる！　よい情報」の一つとして書いています。

真正面からそういう悪口や陰口と対峙することを今すぐ止めて、逃げ出すのが正解であることを受け入れてください。

悪口には二種類あります。

「実際に、自分に原因があること」

「事実無根、何もないのに言われること（相手の思い込み）」の二つです。

態度が横柄であるとか、言い方が悪いとか、すぐ他人を見下すとか、あなた自身の行動面に悪口の原因がある場合は、きちんと自分を客観視して、積極的に反省し、改めていきましょう。

それを放置して先延ばしにすると、今後長い時間をかけて大勢の人の信頼を失ってしまうことになるので、ここは受け流さずに直面したほうがいいと思います。

もし全く根拠のない悪口であれば、スルーしたところで被害を被ることはほとんどないのでスルーしましょう。

ネット上の悪口は、特に反応した者が負け

実際、匿名が当たり前になっているネットの世界は、いつも悪口にあふれています。ツ

イッターなどにもときどき、悪口めいたコメントを書いてくる人がいますが、これを放置して何か損をしたことはありません。ネット上の悪口は、特に反応した者が負けなところは多いです。ありもしないことを書き連ねられると反論したくなるでしょうが、一つの反論に対し１００の悪口が返ってくるのがネットの世界です。

意味のない不毛な言い争いが、自分一人対複数人の誰かとで延々と続くことになります。第三者から見れば、「見ていて不快だし、そんなの相手にしてるなんて…」とガッカリされます。結果、損をするのは自分自身のみ。完全に一人負けになります。

ネットなどでもしも悪口を言われた場合は、ブロックやミュートなどの機能は率先して使いましょう。そしてあなたが相手からブロックやミュートをされたからといって過剰に反応することは、お勧めしません。相手も同じツールを使用している以上、相手もあなたをブロックしたりミュートしたりする権利を、あなたと同様に持っています。

ブロックやミュートをした場合は、絶対に相手のアカウントを見に行かないようにしましょう。**わざわざ目に入らなくなった相手のことを見に行って得することは何もありません。**相手はどうせ「ブロックされた、逃げたんだ」などと、さらにあなたを悪く言っているだけです。見る価値もありません。

逆に**あなたがブロックされても、相手のことをいちいち責めたり、ショックを受けたと**

書いたりする必要はありません。相手の程度が低ければ低いほど、ブロックしたことを周囲に言いふらして自分の正当性を主張しているだけです。リアルの世界でも繋がっている相手であっても、ネットの揉め事を現実生活で周囲に愚痴ると、周りもげんなりしますから言わないこと。実際にもそっと距離を取りましょう。**ネットだけしか付き合いがないならなおさら、「合わない」なら関係を切るべき**ですし、ネットの人間関係はその程度のものなのです。

現実世界でもそうですが、もしも悪口に応酬するなら、徹底的にやり合う覚悟が必要です。そして覚悟を決めて始めたところで、多くの時間と労力をムダにするだけ。不毛な言い争いに勝ったからといって、得るものは何もありません。となると、そんな覚悟はしないほうがなんぼかマシだし、トータルで見れば完全に徒労です。止めましょう。

POINT

ネットだけしか付き合いがなく、「合わない」なら関係を切る。

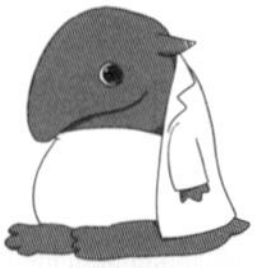

習慣 7

楽しみのために適度にお金を使うことを自分に許す

やたら倹約、貯金、無駄遣いは悪！　と思っている人がいますが、お金の使い方で迷子になっていないという自信はあるでしょうか？

実は、必要なお金の使いどころを間違えてしまった結果、しんどくなっている人が、世の中には大勢います。確かにお金がないと心も落ち込みがちになりますが、節約も度が過ぎれば日々の生活が辛く、生きづらい人生を招くことがあります。

自分は、お金に関してはしっかり者！　という人ほど、迷子になっていないかチェックする必要があるかもしれません。あなたは次のようなお金の使い方になっていないか見てみましょう（もちろん普段ある程度自分にも使っていて、かつ下記のチェックに引っかかる人もいます）。

・自分のためにお金を使うのが悪いことのような気がする、怖い
→しかし家族のために使うお金が高額になっている

・将来のために貯金しておかないと心配だ
→結果、今着る服や、食べ物を買うことをためらう
・皆が持っているものは、自分も持っていなくてはならない
→欲しくないものを無理して買ってしまう
・買い物は特売など、安くなっているときにするべき
→特売のときに必要のないものまで買って、ときに食べきれず捨てる
・高額のものを買う余裕なんて自分にはない
→安いものだと大量に買い、合計が相当な額になっている

いずれの場合も、たいていは結果的に無駄な出費が多くなっているものです。

それでも、お金が足りている限りはいいのでしょうが、ときどき大きな問題を抱えてしまうこともあります。たとえば健康診断を受けたり、保険などに払ったりする費用をもったいないと削って浮いた数万円があっても、あとで病気になった場合、かかる医療費のほうが高くなるので確実に赤字になります。

また「家族のため」とお金を節約してきた主婦が、最終的には「こんなに自分を犠牲にしてきたのに、みんな自分を重んじてくれない」とうつになってしまうなら、心のゆとり

のために多少出費をしていたほうが幸せになれたかもしれません。

特に、子育てに全エネルギーを注いできた経緯があると、いざ子どもが巣立っていったときに、そうした思考になりがちです。これを**「空《から》の巣症候群」**と言います。変化していくバランスに戸惑わないように、徐々に集中する先を広げる意識も必要かもしれません。

これらに足りないのは、いずれも**「自分のためにお金を使う」**ということです。どうして自分のためにお金を使うことに罪悪感を抱くようになってしまうのでしょうか。

「自分のものを買ってはいけない」という思いにとらわれて悩んでいたケース

過去に、「自分のものを買ってはいけない」という思いにとらわれ過ぎ、悩んでしまっている専業主婦のJさんという人がいました。実際に靴下に穴があいて買い替えるときにも、ご主人やお子さんに何度も「まだはけるのに贅沢かな？　買わないほうがいいよね？」と確認していたため、「このままではいけない」と、ご主人やお子さんも感じたのでしょう。

「ひと月に2万円のお金は、自由に使っていいよ」とJさんに言ってくれました。

それで解決しそうなのですが、Jさんは逆に、

「この2万円を何に使えば無駄遣いじゃないのかわからない。私にこんなお金を使う権利はないのに。2万円の使い道を決められないなんて、自分は何もできない」とさらに悩みが深くなりました。

しかしJさんだって、何もしないで養ってもらっているわけではなく、料理をつくったり、掃除をしたり、ご主人の会社のお手伝いをしたりするなどして、ちゃんと家族をサポートする「仕事」をしているのです。それに家計上問題のない範囲でなら、提案された月に一定の額を、自分の好きなことに使っても全く構わないわけです。

しかし、ここで**「自分のためにお金を使う」ことを「許せない」と思い込んでいる場合、本来であれば自分のためにお金を使うという幸せな行為が、幸せだと認識できない思考回路になってしまいます。**

仕事をして給料をもらっている方ならなおさら、一部のお金を自分のために使うことでストレス解消することに、もっと寛容になったほうがいいです。

罪悪感を覚える必要は、ありません。

「月に一度だけ、ちょっと豪華な食事をする」とか、

「週に一度、甘いものを食べる」とか、

「月に1万円だけファッションにお金を使う」など、自分の収支のバランスが崩れない範

囲で自分にプレゼントを工夫しましょう。
そうしたことを考えるのを反射的に「悪いこと」と切り捨てるクセがある人は、今一度お金の使い方をよく考えてみたほうがいいです。

自分の機嫌を取れるのは、自分しかいません。

自分で自分を追い詰める人間になったら、あなたはどこにも逃げ場がなくなってしまいます。それだと、そんなに頑張っているあなたが可哀想じゃないですか。

特に日本では、清貧の思想というか、質素な生活をして、あくせく貯金することを「美徳」とするような傾向があります。

また将来を考えると住宅費であったり、子どもの教育費であったり、親の介護費であったりと、お金を使いにくくする不安を、誰もが抱えざるを得ない世の中です。

そうした中で**「将来のために今は自分の欲を抑えよう」と、とことんまで自分を縛りつけ、がんじらめの生活を強いてしまうと、生きるのが辛くなってしまいます。**

何でも過ぎたるは及ばざるが如し。薬も過量であれば毒にしかなりません。やり過ぎれば誰だって辛くて疲れて悲しくなるのは当然です。

こういう考え方から抜けられないままだと、あなたはあなたの人生を非常に辛くしてしまいますし、病気や予想外のトラブルなどに巻き込まれたりすれば、結果的により多くの出費になってしまいます。

そうならないよう、「自分の心をケアするため」と考えて、普段から楽しみのために適度にお金を使うことを自分に許してあげてください。楽しみのためのお金を使うことは、自分への投資。人生において必要な経費なのです。

POINT

楽しみのためのお金を使うことは、人生において必要な経費。

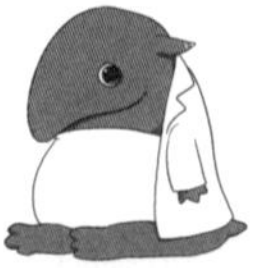

習慣8 自分で自分を定期的にセルフケアする

自分へのプレゼントだけでなく、そもそも自分を休ませたり、慈しんだり、自分で自分を大事にすることにすら罪悪感を持つ人がいます。前項のＪさんもそんなタイプです。

ですから2万円の使い道を考える前に、私はＪさんに「休み」を設けることを提案しました。

「毎日やっている家事をちょっと休憩する時間を、週に2回でいいからつくりましょう。その時間は自分の好きなことをやって、それで欲しいものができたら、2万円を使ってみませんか」

ちょっと休憩するなんて、言われなくても誰でもできるんじゃないのと思われますか？

そう思えるなら、あなたは凄く幸せな人か、実はこの話を十分に理解できていない人かもしれません。この世の中には、休憩することをサボっていると誤解している人が山のようにいます。休憩はサボることと違い、一回ではやり遂げられないことを最後までやりぬくために、必ず取らないといけない行動の一つです。

仕事の場合では、厚生労働省の定める労働基準法で「休憩」については厳密に定められています。たとえば6時間以上8時間以下の勤務時間の場合は、少なくとも45分以上、8時間以上の勤務時間の場合は、少なくとも1時間以上の「休憩」を取る権利が労働者には存在していると明記されています。

この「休憩」中にちょっとでも仕事をすると、その時間は「休憩」に含まれません。就労時間の上限も1日8時間、週に40時間までと制限されています。

なぜ、このような条件が定められているかと言うと、これ以上の労働時間が長期間継続した場合、過労死する可能性が非常に高くなることが判明しているからです。これが家事などのようにいつからいつまでが労働なのかわかりにくい場合、完全に家事をしない時間は非常に取りにくく、無理をしていることにも気づきにくいのです。

人生は長いので、必ず適度、適切に休憩を取らないと倒れて当たり前です。あなたはちゃんと人生、休憩しながら送れていますか？

「自分をケアすること」は、生きていく上で最優先にするべきこと

かつてブッダは悟りを得ようと、苦しい修行をずっと続けていました。

けれども、断食修行を続けても悟りが開ける気配すらありません。ブッダはボロボロの体を清めるために近くを流れる川にフラフラと向かいます。あまりに身なりもボロボロで、痩せ細っていたためか、ブッダは樹に間違えられます。そして、たまたま近くで樹の神様へ感謝を捧げていたスジャータさんという人が、ブッダを樹の神様だと思い込みミルクがゆをご奉納しました。多分ブッダも相当悩んだと思います。

受け取ってしまったら、数年にわたって苦行をしてきた自分が間違えていたと認めてしまうことになるのではないか？　これまでの苦行が無駄になるのではないか？　他の僧仲間にも苦行を断念したとバカにされるに違いない。いろいろな思いが去来しつつも、ブッダはここで「過去の間違った考えにとらわれた自分」と決別することを選び、ミルクがゆを口にします。脳がエネルギー不足でマトモに動かないとき、人はうつになりますし、判断力は概ね欠如し間違った選択をします。苦行中のブッダもそうだったのではないでしょうか。

ミルクがゆで脳にエネルギーが回るようになったブッダは、身体も回復。心身共に健康、穏やかな気持ちで近隣の菩提樹の下に座し「人間は、あまりにしんどいことを自分に課しても得るものはない！」と悟ります。これが仏教の出発点です。

過去の偉人ですら、「やり過ぎはダメ。しんどいだけでは何も成し遂げることはできない」と言っているのに、現代の私たちが、自分に厳しくしたところで得られるものは病気だけだと思います。そう考えると、「自分をケアすること」は、生きていく上で最優先にするべきことです。野生動物だって、基本は自分が生存することが最優先で、他者のために生きている動物なんていません。

シマウマのように群れのために一匹だけが犠牲になる草食動物もいますが、それは「自分だけが犠牲になる」というわけではありません。単純に彼らは群れ全体の生存を優先し、自分たちの種族が今後生き残ることを目標に動いているだけです。

たとえば、体の弱い一体がライオンに襲われているうちに、他の皆が逃げる。残酷と思われるかもしれませんが、自然の中では生存のために必要なことです。

現代社会の人間は昨今やたら、「誰かのために生きる」ということを、強調し、よいことだと言う流れですが、これはとても不自然なことなのです。

POINT

「誰かのため」ではなく、自分を最優先にして生きる。

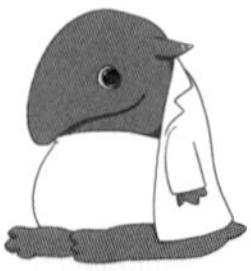

習慣 9
自己評価が低い人がやるべき、たった一つの習慣

他人から褒められたとき、あなたはどんな反応をしているでしょうか？

自己評価の低い人は、人から褒められたとき、それを否定しがちです。

先に紹介した、自分にお金を使えず、休憩できないJさんもそうでした。

「お話を聞いていたら、いろんなことに気を配られている、とてもいい人だと思いましたが……」と私が言うと、「そんなことありません！　全然ダメなんです」と、とにかく否定されます。何を言っても「私は褒められるような人間ではありません」の一点張りでした。

謙虚ではあるかもしれませんが、この反応、褒めた側から見たら、どうでしょうか？

「ステキなお召し物ですね」

「いやいや、全然！　色合いもなんか変ですし、すみません。無理に褒めさせてしまいましたか？」

「え？　いや、そんな無理にとかでは……。あー……なんだかすみませんこっちこそ……」

逆に褒めたほうが悪いんじゃないかと思うくらい、褒めた人の意見が否定されていますね。

あなたが誰かに褒められたときは、これほどではないかもしれません。

でも、このように否定は、そもそも相手の言ってること自体を全否定していることになるのは、ここまで読んでこられた方ならもう薄々はお気づきですよね？

私は患者さんに対して必要だと判断した場合はズバッと言うほうで、こういうとき「え、褒めた人の気持ちを否定しちゃってませんか？」と言っています。大体の人が「え！　褒めてくれた人の気持ち⁉」と驚かれますが、確実に相手を否定しています。

先ほどの例を極論すると、「え？　素敵なお召し物？　これがそう見えるなんて変ですよ？　こんなのを褒めるんですか？」と言っているようなものです。これでは相手のセンスを全力で否定しているだけです。

「いや、でも相手は本心からこの服を褒めているわけではないし、本心から褒めていないから……」と心底思ったとしても、あなたはエスパーではないので本当に相手が本心から褒めていないか判断する能力はありません。

「あなたが会話の相手に褒められた」

「あなたは会話の相手の意見を否定した」

という事実だけが、確実に起こったことです。

さて、これはどうしたらよかったんでしょうか？

相手の褒め言葉は、無条件に一旦受け入れる

解決策となる習慣づけは、たった一つ。

相手が嘘をついていようが、おべんちゃらで言ったのであろうが、本心から言ったのであろうが、**「ありがとうございます、嬉しいです！」**と全部受け入れて感謝するだけです。

真実はどうでもいいのです。

起こったことだけが現実なのです。

とにかく、相手の褒め言葉は無条件に一旦受け入れましょう。

心から納得した上で受け取らなくてもいいですし、陰で皆が「褒められて本気にしてるよ」と笑っていても全く関係ありません。

前述しましたが、陰口や噂話は直接言われなければ、あなたの現実の問題にはなりません。褒めて調子に乗らせて笑い物にしようという人は、人間として大分下劣です。

そんな下劣な人間がニヤニヤ笑っていようが何をしようが、**あなたの現実には「褒めら**

れた」ことしか起こっていませんよね。

だから笑顔で「ありがとう！　嬉しい！」とだけ言えばいいのです。

こうなると相手は嘘をついていた場合、自分の嘘を認めざるを得ません。

「嘘だよバーカ」と言われても、嘘つきが何か言っているだけなので、まともに怒ったり悲しんだりする価値もありません。

そもそも人をバカにするために嘘までつく人とのかかわりは、止めたほうがいいんじゃないでしょうか。

あなたはこう言いたくなるかもしれません。

「でも、だって、職場の人で、どうしても縁が切れない親戚で、ママ友で、どうせ距離を取っても無駄だから……」

しかし、そんな関係を変えずにズルズルと続け、辛い思いをしながら幸せになるためのハウツー本を読んでいても、多分あなたは一生形を変えて辛いんじゃないでしょうか。

せっかくここまで読んできたわけですし、今まで書いてあること全部をやらなくていいから、ほんのちょっとだけ**「いやだな」と思う人に向けている目を閉じることもやってみてください。**行動しようとすることはタダですから。

「褒めるに値するか、そうでないか」は、相手が決めること

そもそも、あなたが褒められたとき、あなたが自分をどう評価しているかは、相手には全く関係がありません。

実際に「褒めるに値するか、そうでないか」の判定は、相手がすることなのです。

だから「自分は褒めるに値しない人間だ」と言って相手が褒めたことを否定するのは、本当に相手にとっては大きなお世話でしょう。

大体「褒めるに値しない人間」というのは、どういう存在なのでしょう？

たとえば赤ちゃんというのは、生後何ケ月かの人生において、何かの功績を成し遂げたわけではありません。当然ながら、社会の中で何らかの仕事をして役立っているわけでもありません。

とすると、「いい子だね」とか「立派な子だね」と褒めるのは間違いなのでしょうか？

その子がいることで、周りの人間は嬉しい気持ちになる。ただそれだけで、赤ちゃんは「褒められるべき存在」と評価するのは間違いでしょうか。

誰でも皆、その人が存在するだけで、誰かが幸せになれている。だったら世の中において、疑いなく「褒められる価値がある存在」であるはずです。

ではどうして、自分だけが褒められる価値のない存在だと、言い切ることができるのか。

「私は褒めるに値しない」と言っている人は、知らず知らずに、多くの人を否定することにもなっているのです。

もっと多様な視点を持ち、すべてを受け入れることから始めてはいかがでしょうか。

POINT

「私は褒めるに値しない」と言っている人は、知らず知らずのうちに、多くの人を否定している。

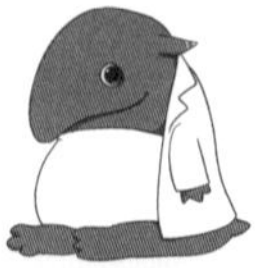

習慣 10

他人から感謝されたら、即「あなたのおかげです！」

褒められたり、喜ばれたり、感謝されたりというのは、本当であれば仕事にとって、最も大きなモチベーションになる部分です。それは私も同じで、初診のときに泣いていたような患者さんが、最後には少しでも笑顔になられ、「受診してよかったです」と言われると嬉しいです。

患者さんからちょっとでも喜ばれれば、「もっと喜ばれるようになりたいな」と思いますし、そのために最新の治療方法や薬物治療について勉強しようと思うきっかけにもなります。もちろん、これは他のどんな仕事でも同じで、褒められて喜んでがんばって、また褒められて、で人生の充実度がどんどん上がっていくわけです。

なのに最初の「**あなたのおかげです！**」という褒め言葉を素直にキャッチできないのでは、全く、その先のよい連鎖が起こらなくなってしまいます。

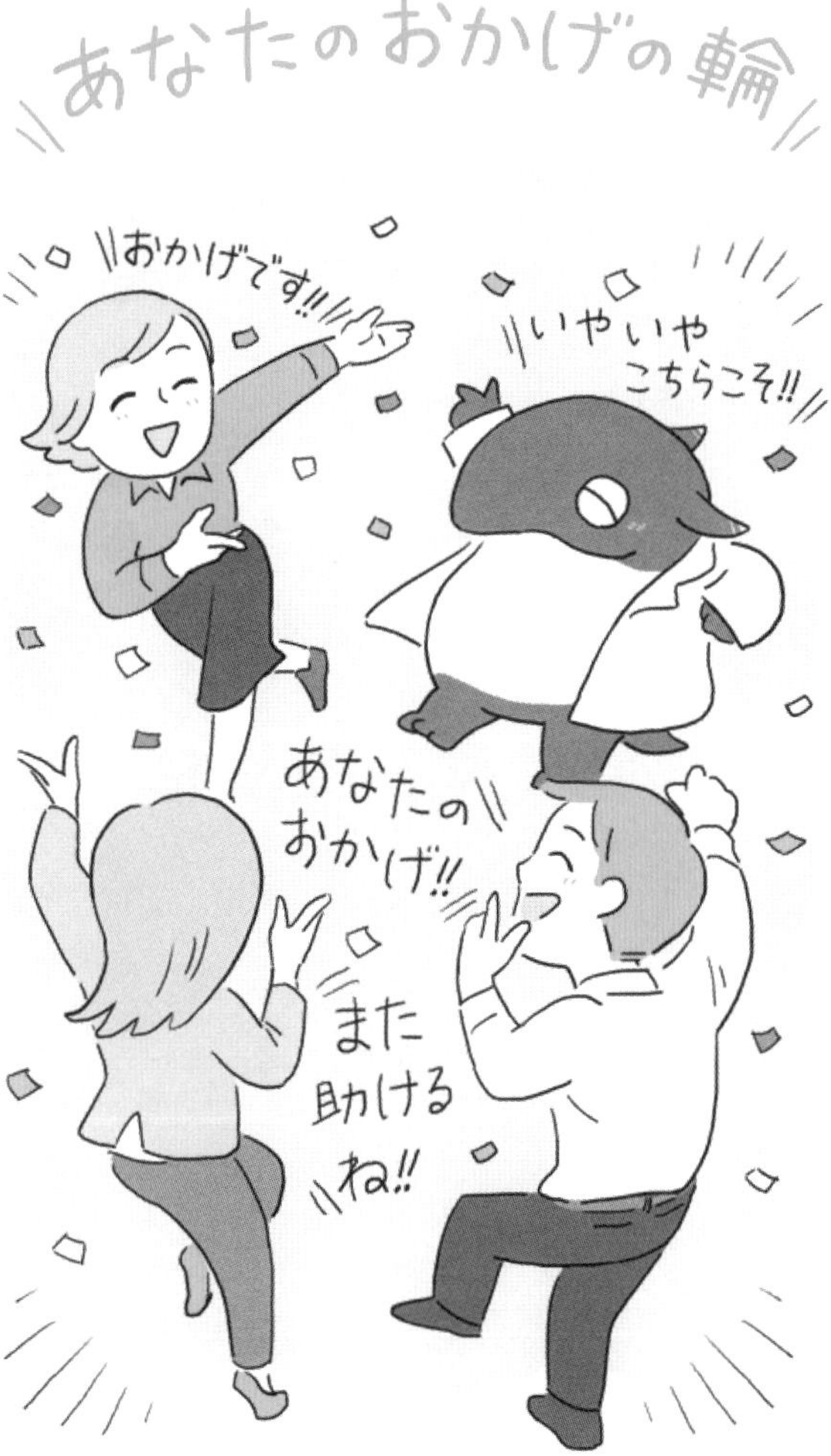

POINT

「あなたのおかげです！」と返して、よい連鎖を起こす。

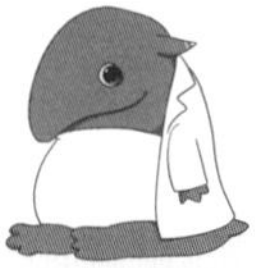

習慣

11

「なんちゃっていいヤツごっこ」をやってみる

では、どうすればよい連鎖を起こしやすくなるかをまず考えて、意図的にその連鎖を起こせないかを課題に動いてみるのも一つの方法です。

たとえば、「褒められること」を一つの目標に仕事を少しやってみましょう。

事務職の方であれば、いつもよりていねいに書類を配ってみる（机に置くときにキレイに並べる、手渡しの場合は必ず「お疲れ様です！」と声かけと共に渡してみる）とか、社内で誰かとすれ違ったら、相手より早く目礼をするとか、その程度でいいです。

むしろ難易度が高すぎると実行できないので、最初は簡単な目標からジワジワやることで徐々に難易度を上げればいいと思います。

「なんか、やりすぎたらいいヤツぶってるって言われそう、思われそう」と腰が引けた人は、勘がいい人です。

私は**「なんちゃっていいヤツごっこ」を家庭、会社や学校で目立たない程度にさりげなくやることをお勧めしています。**

このごっこ遊びは、実は他人にバレないくらいがちょうど良いのです。

つまり、**仕事を全然楽しいと思えない自分がいても、それを心から楽しんでいる陽キャラのように「演じてみる」とか、「仮面を被ってみる」という発想でやってみよう！**というライフハックです。

正直、何があっても何をされても心の底から仕事が楽しい！　と断言できる人のほうが数は少ないでしょう。

そんな中で、内心を丸出しにしながら嫌々やるよりは、嘘でもいいから表面上は楽しそうに、そして気が利くようにやってみるのです。

レスポンスが早く、何か相手がミスをしても「気にしてませんよ！」と笑顔でフォローできるキャラの仮面を被って演じてみましょう。

毎日フルタイムでやらなくていいです。

私もちょっと病院でやっていますが、結果どうなったかというと「話しやすいいい先生」として評価されているようです。

これをやっている人とやっていない人で、どっちが印象がいいかと言えば、それはやっている人でしょう。それなら、楽しみながら「いいヤツ」ぶるほうが、どう考えても得策ですよね。

イヤイヤやっている仕事に一つの楽しみが見出せるなら、毎日の生きやすさはずいぶんと変わってくるでしょう。

今やっていることを「楽しくないこと」と四角四面に考えるのでなく、偽りでもいいから、「楽しめる自分」をつくってみるのです。

それで本当に毎日が楽しくなってくるなら、どう考えたっておトクなことです。

こんなところで変に生真面目にならなくてもいいのです。

さぁ、あなたはどんなキャラをやってみますか。

POINT

嘘でもいいから表面上は楽しそうに、気が利くようにやってみる。

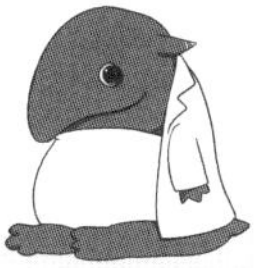

習慣 12
褒め上手になるために、褒められ上手になる

人間関係をよくするためには、褒め上手にならなければいけないとよく言われます。

特に上司と部下のコミュニケーションだと、褒めて伸ばすことは重要な要素だと、いろんなビジネス書にも書いてあります。

しかし、褒めることが苦手な人は少なくありません。

一体、何を褒めたらいいのだろう？　と固まってしまう人が、結構いますよね。

それでも無理やり褒めなければ！　と失敗する人もかなり多いです。

たとえば、上司から部下に「今日は、なんかかわいいね」なんて、いきなりセクハラ発言をして気持ち悪がられるとか、部下だったら、「課長、今日も朝早くから来て、熱心で偉いですね」なんて上から発言のような褒め方をして、「お前がもっと早く来いよ」と怒られたり。

真剣な話をしている最中に「あ、君、まつ毛長いね」と褒めたつもりで、相手がどう反応していいかわからない空気をつくってしまったり…。

本では、簡単に「部下のよいところを褒めましょう！」と言いますが、「適度に褒める」ということは、大変難易度の高い行動です。

そんなに難しいことなのに、なぜその辺のビジネス書は簡単に「褒めろ」と言っているのでしょうか。

どう褒められたら自分は受け入れやすいのか

先にも述べたように、日本人は褒められ慣れていないため、褒めるという行為がどんなものか深く考えたことがありません。

その上、褒められ慣れていないと褒めることへのアンテナが育ちませんし、無理に褒めると、かえって相手から「バカにしてるんですか！」と怒りを買うことにもなります。

褒めるということは、本当に今の日本人には難易度の高い行為なのです。

じゃあ、どうしたら褒め上手になれるのかと言うと、やはり**「自分が褒められて嬉しいこと」に対して常に注意を向け、意識すること**です。

どう褒められたら自分は受け入れやすいかも含めて考えながら、褒められたことを受け入れ続けることが、「褒めて、素直に受け入れてもらいやすい」人間になるための近道です。

今まで「どう褒めて欲しいか？」「どう褒めてもらえたら抵抗なく聞けるか？」を考えたことがある人はどれくらいいるのでしょうか。

多分ここを読んでいてビックリしている人が大半だと思います。

仕事の成果に対して褒めてほしいのか、それとも努力した過程を褒めてほしいのか、自分が長所と思っていることを褒めてほしいのか？

逆に、自分でも気づいていなかった個性を褒めてもらうと嬉しいのか。

自分が果たしてどう褒めて欲しいかを具体的に考えましょう。

POINT

自分が他人からどう褒めて欲しいのかを具体的に考えるようにする。

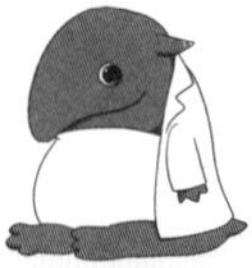

習慣

13

自分が褒められて嬉しかったことを、相手にもやってみる

ここでさらに踏み込んで、どんなときに、どんなふうに褒められると、より「嬉しい」と感じるのかを、明日からでもチェックしてみましょう。

そして、まずは**自分で自分を褒めましょう。それは抵抗があるかもしれませんが、自分の理想の褒めを実行できるのは、あなたしかいません。**

そんなに恥ずかしがらずに自分を褒めましょう。どうせ誰にもあなたの心の中が見られるわけでもありませんから、脳内でガンガン褒めましょう。

自分の褒めに対し、スッと受け取れる褒められ上手になれたら、あとは応用編です。

自分が褒められて嬉しかったことを、同じように人に対してもちょっとやってみましょう。すると相手は喜び、人間関係はモリモリ円満になっていくのか？

そうなります！　と断言したいのですが、やっぱり人はそれぞれ「褒められて嬉しいポイント」が違います。

あなたが嬉しい褒められ方で褒めても、ピンと来ない相手は当然出てきます。

それでも構わず、少しずつ相手の反応を確認しながら、思いつく限りのスキルを使って適度に褒めることを続けましょう。もちろん、「コイツ、せっかく褒めてるのに無視しやがって」なんて、内心はムカッとするかもしれません。

でも、これは相手を褒めることが目的ではなく、あなたが周りの人から「いいヤツ」と思われる擬態行動であることをお忘れなく。

どう考えたって「いつも周りに不満をぶつけている人」でいるより、嘘の仮面であったとしても「いつも何かと褒めてくれる人」でいたほうが、周りの人間は近づきやすいし、あなたの言うことに耳を傾けてもらえるチャンスが増えます。

そのチャンスがめぐってくる機会が多くなれば、結果として自分の希望や意見が通りやすくなることは否定できない事実なのです。

自分が生きやすくラクになるために、人を褒めるのです。

そういう割り切り方をして、まずは自分が褒められ上手になることを目指しましょう。

POINT

他人を褒めるのは、自分が生きやすくラクになるため。

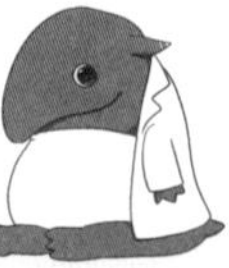

習慣 14

身近な人とお互いに「仮面の下の素顔」を見つめ合うことを習慣にする

本書では生きづらさを解消し、人との関係を円滑にするために「擬態する」という考え方を人生に取り入れることを、あれこれ述べてきました。

「本心を丸々さらけ出さずに、そのとき、その相手に対して適切な仮面を被る」「自分がその場をラクに生きる仮面を被る」という考え方です。

これは人が普通に社会生活を送っていくうえで、トラブルを避ける手段として無意識にやっている方法です。親子や夫婦のような関係でも、本心そのままで接するのではなく、仮面を被って衝突を避けるということが当然必要になります。でも夫婦や親子などの身近な関係で、ずっと自分一人だけで擬態を続けるのは正直しんどいもの。「こんなに仮面を被って対応してても報われない」とか、「わかってくれない」という不満も出てきて当たり前です。

ただ、相手も仮面は一応被っていることはお忘れなく。親子関係でも、子どもはあなたに仮面を被って対応しています。たとえば、「遊びたいけど、勉強を頑張るって言わないと」「凄くしんどいし、何もかも止めちゃいたいけど内緒にしよう」など、向こうもちゃんと仮面を被って接してくれています。

あなたが「本当は努力すればできるのに、この子は手を抜いているから！」とイライラしているとしたら、それは子どもの仮面を見てイライラしている可能性があります。

自分の子どもの素顔は、「夢に向かって努力する子ども」ではなく、実は「諦めやすくヘタレな子ども」だった……。

仮にもしそうだとしても、仮面の下の素顔にあなたは怒れるほど努力できるのでしょうか？

怒ったとして、事態はあなたの願う方向に果たして転がるのでしょうか。

多分、**人生をラクに幸せに生きるためには、他人のできないこと、不十分なこともそのまま受け入れて認めていくことも必要**です。

そして、あなたも誰かにあなたの不十分さ、できなさを受け入れられ、認められて生きてきたことを再認識し、双方で「まぁ、いいか」と笑い合えることが、あなたが求める幸せな人生への近道だと思います。

夫婦の関係は、「仮面」と「素顔」の差がハッキリ出る

親子以上に、夫婦の関係は、「仮面」と「素顔」の差がハッキリ出てきます。

というのも、夫も妻も、大体にして結婚前に付き合っているときは、相手に好かれようと必死に「仮面」を被ります。特に婚活パーティなどで出会って、それから付き合ってという場合だと、お互いに普段の姿をあまり知りません。自分の悪いところは見せないように最初から仮面を被り、その仮面のままゴールイン、ということも少なくないのです。

ところが結婚して、一緒に住むようになると、なぜか人は仮面をかなぐり捨ててしまいます。その結果こんな台詞をよく聞きます。

「一緒に住むようになったら、突然、オラオラ系になった」

「結婚前には『料理が好きです』なんて言ってたのに、『実は苦手だったの』なんて、お惣菜ばっかり買ってくるんです」

「結婚前はあんなに褒めてくれたのに、今は不満ばかり言う……」

それで離婚に至るケースもあれば、悩みに悩んでうつになり、精神科を訪れるケースも多いわけです。こうした気持ちはわかるのですが、ある程度、**仮面の下の素顔を受け入れ**

ていかなければ、長く一緒にやっていくことはできません。

極端な話、「妻がオナラをした」なんてことで、いちいち「ダマされた！」と怒っていても仕方がないわけです。そりゃ生きているんですからゲップも出るしオナラも出ます。

それでも、一緒にいればいやになるときもあるでしょう。

ただ、簡単な怒りは別の感情に置き換えてリセットしよう、という視点を双方が持てるかどうかで夫婦生活の幸不幸は大きく分かれます。

「ごめんなさい…オ、オナラが…」「いやいや、いいよいいよ、俺だってオナラくらいするよ、ハハハ」とか言い合える夫婦のほうが絶対幸せですよね。

基本的に赤の他人が家族になった夫婦という枠組みは、双方が相手を思いやり、敬愛し、尊敬していないとすぐに崩壊します。何より後々とんでもない後悔を招くことがあります。大げさなのでは、と思うくらいに毎日二人が「夫婦とはそういう危ういものだ」という自覚を強く持って、夫婦という枠組みが壊れないように努力したほうがいいです。

POINT

人生をラクに幸せに生きるためには他人のできないこと、
不十分なことも受け入れて認めていくことが必要。

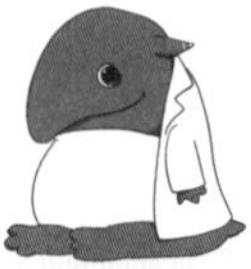

習慣15

「おはよう」「いってらっしゃい」と、笑顔の「仮面」を被ることを習慣にする

なぜ、私がここまで夫婦に対して言うかという話をさせてください。あなたは家族が朝に出かけて、無事帰ってくる保証が全くないことを自覚していますか？　ほとんどの人は、そんな覚悟はしていないと思います。私は臨床の現場で様々な家族の別れを見てきました。

・些細な親子ゲンカをしたその夜に、親御さんがそのまま玄関で脳内出血を起こして倒れ、家族の誰もが気づかずに亡くなったことをずっと後悔しているお子さん
・朝にゴミを捨てる捨てないで一方的にご主人をなじり、その後、交通事故でご主人が他界された奥さん
・会社の旅行で海外に行っている間に、奥さんがお風呂で心臓発作を起こして亡くなっていたご主人

これらのことをずっと、後悔しているという人々の話をいくつも聞いてきました。確実にこの世界のどこかにこれに似たような思いをし、「どうしてあの日、少しだけでも優し

くできなかったのか」と、後悔している人がおられることは現実なのだということを知ってください。

だから**夜にもしケンカをしても、朝になったら笑顔で「おはよう」と言い、「行ってらっしゃい」と笑顔で送り出す。そこだけ「仮面」を被って欲しい**と思います。たったそれだけで、夫婦の関係はそれなりに維持できます。無理をせず、最低限の「仮面」でも、コミュニケーションは円滑になっていくのです。

たとえば、朝早くて顔を合わせずに出かけるようなことがあっても、「行ってくるね」と一言メモを書いておくことを習慣にする。それは書いた本人の自己満足に過ぎないとしても気分よく仕事をすることができます。これは幸せになるために、本当に簡単にできる処方せんの一つです。会社でも同じようにできるだけ工夫をしてみて、あなたが笑顔でいられる場を、少しでも増やしておくに越したことはありません。

ただし、ここに書いたことは家族、夫婦が双方でその関係を守ろうとしている場合に限ります。どれだけ相手に歩み寄ろうとしても、あなたを無視したり、バカにしたり、蔑《ないがし》ろにしたりする相手なら、その関係そのものを見直したほうがいいでしょう。特に血縁という切れないものに関してはそうです。

POINT

最低限の「仮面」でも、コミュニケーションは円滑になっていく。

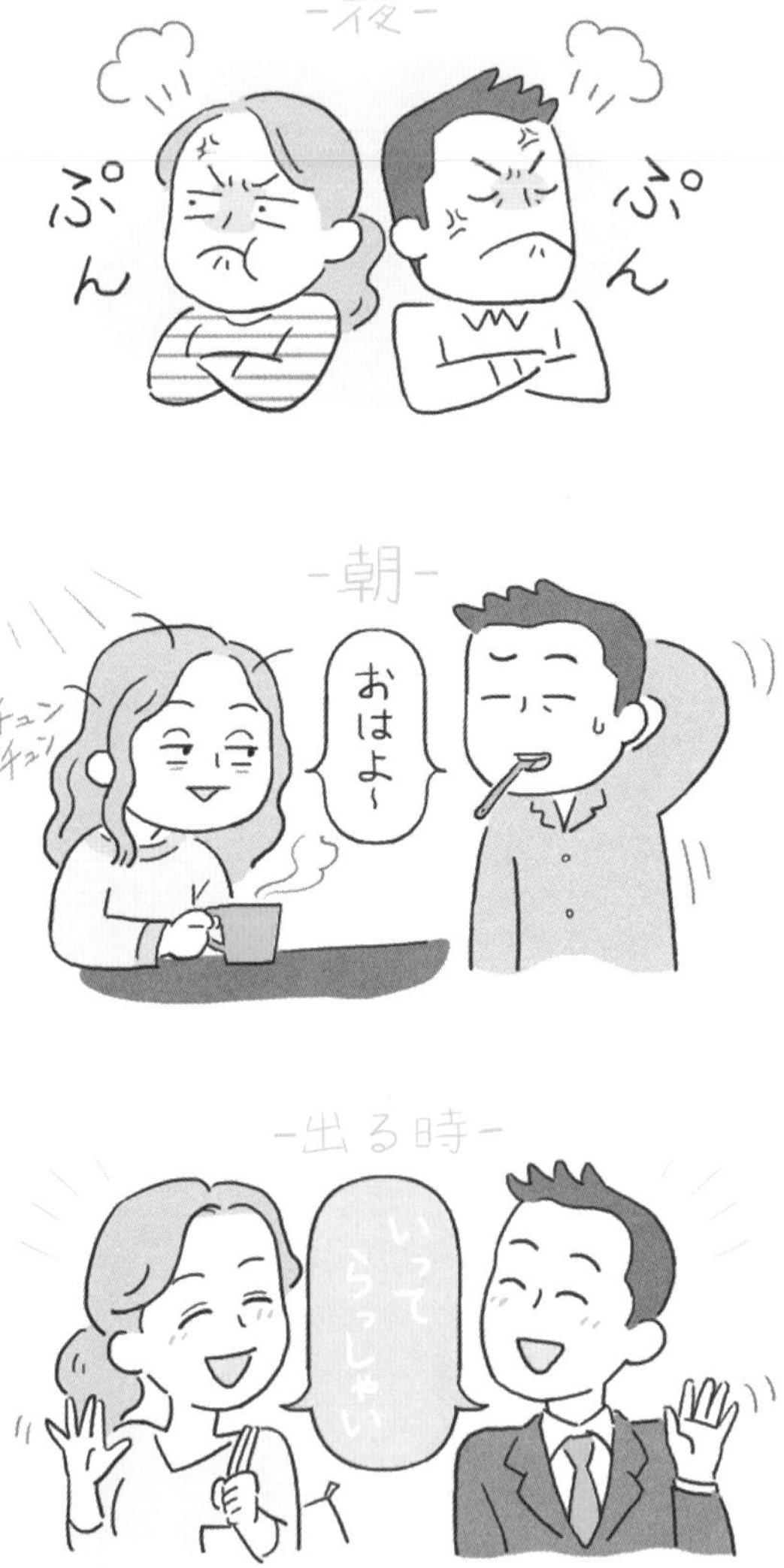

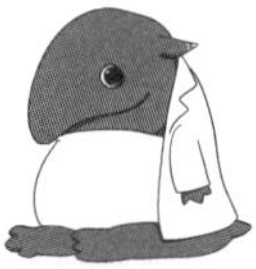

習慣 16
自分の親切心や正義感だけで、相手の心の柔らかい部分に踏み込まない

家族間の問題というのは、第三者がかかわれないし、かかわるべきでない領域があることをまず知ってください。

自分が家族の問題を抱えている人は、詳細を知らない第三者にあれこれ言われたらイラッとするでしょうし、あなたが第三者として誰かの家族関係に口を出しているなら、大きなお世話と言われても当然なので今すぐ止めるべきです。

たとえば、親子や兄弟といろいろなことがあり、絶縁状態という人がいたとしましょう。「家族なんだから、話し合えば理解し合えるよ」と、仲を取り持とうと考えるのは、絶対止めましょう（ご自身が身内と絶縁状態という選択をせざるを得なかった人であれば、これは同意していただけるかと思います）。

仲を取り持とうという提案は、もちろんあなたなりに相手のことを思ってでしょうが、この行動で想像通り親子兄弟が涙の再会をして一件落着、めでたしめでたし……となることは、ほぼありません。

そうならないどころか、下手をすると「何でそんな余計なことをするんだ」と相手との仲もこじれて、絶縁になることすらありえます。それくらい深刻な問題なのです。

基本的に「家族は話し合えば誤解も解けて、皆幸せになれる！」と考える人の家庭は、割と幸せであることが多いです。家族と幸せな関係を築いた人には、家族間で憎悪し合っている関係を理解できないというか全く想像できません。

前述しましたが、人間は社会とうまくやっていくために、様々な仮面を被って他者とかかわっています。自分に起こったことを全て他人に話している人は、この世にいません。「え、あの人は私に全部話すねって言いましたよ」と思うあなたは、とってもいい人ですが、人を信用し過ぎているとも言えます。

中には、酷い虐待（経済的、精神的、性的など様々）を受けたり、虐待とは認定されなかったにせよ、他人に容易に触れられたくない辛い痛みを抱えたりしている人もいます。そんな人に「その気持ち、わかるよ」なんていう言葉をかけることは、さらにその傷を抉《えぐ》る行為でしかありません。そんな言葉一つで解決するような、単純な問題では決してありません。

人から干渉されない権利、人に干渉しない気遣い

「悪気もないし、よかれと思ってやっている」という人は、実は一番たちが悪いです。よかれと思ってやっている人は、まずその行動が相手を傷つけている可能性を考えましょう。もしも、あなたが親兄弟親戚から逃げようとしている人であれば、「話し合えば理解し合えるよ」と言ってくる人を拒否することは、悪ではありません。正々堂々と拒否拒絶し、相手を切り捨てる勇気を持ってください。

完全に絶縁できない関係であったとしても、可能な限り距離を置くことはとても正しい行動ですし、罪悪感なんか持たなくて大丈夫です。

もしもあなたが、「よかれと思って」上記の行動を取っている人なら、今すぐその行動を止めてください。やらずに見過ごすことに罪悪感を覚えるかもしれませんが、本当に助けてほしいと相手が言うまでは、絶対何もしないでください。それが本当の優しさです。

人は、誰かからの手助けを受け入れるのにも、心の準備が必要です。**相手の心の準備も待たず、自分の正義感だけで相手の心の柔らかい、デリケートな部分に勝手に踏み込んで行くことは、相手の心を傷つける行為**です。

家族の問題を抱えている人、善意で介入しようとする人の両方に対して、私は「とりあえず、そういうことがあることを知って欲しい」としか今は言いません。

両方共に長期間あなた方の人生で「これが世界の常識だ」と信じ切っていたことであるはずです。

一般的に「大丈夫？」と心配してくれる手を振り払うことは、悪だと思うでしょう。「大丈夫？」と心配し、手を差し出すことは、善だと思うでしょう。

しかし、この世の中はそんな白黒みたいに単純な構造でできていません。そんなに簡単な世界であるならば、あなたはこの本を手に取ることはなかったのではないでしょうか。

あなたの心の苦しみ、辛さ、涙した日に簡単な言葉一つ、簡単な行動一つを添えるだけでは解決しないから、あなたは苦しく、辛く、もがき苦しんできたのですよね？

私はそう思うからこそ、お節介を人からされない権利、そして人にしない気遣いを、この本で「知って」ほしいのです。

POINT

「本当に助けてほしい」と相手が言うまでは、何もしない。

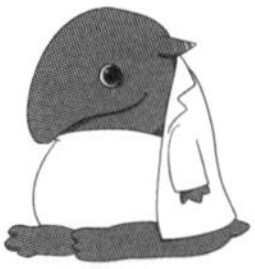

習慣 17
あなたの常識で世界を見ようとしない

人は、１００人いれば１００通りの考え方があります。皆が皆、誰かのためになりたいとか、人に感謝されたいとか、人に優しくしたいとは思って生きていません。

あなたが思う以上に世の中には邪悪な人間がいます。傲慢で自己中心的で、他人をバカにして笑う人、だまされる人間が悪いと思っていて、簡単にお金が稼げるなら、法律に違反してだましても全然気にならないという人は少なからずいます。

だから、あなたが「私が虐《しいた》げられるのは、相手を怒らせるようなことをした自分が悪いからだ」とか、「虐められているのは、自分にも悪いところがあったからだし、直したい」とか思っても、何をしてもその環境が変わらないのは、ある意味「当然」だったりします。相手とあなたの「常識」は全く違うのに、あなたの常識で世界が動いていると思い込んで世界を見ようとしているなら、あなたの気遣いが踏みにじられることもおかしなことではありません。

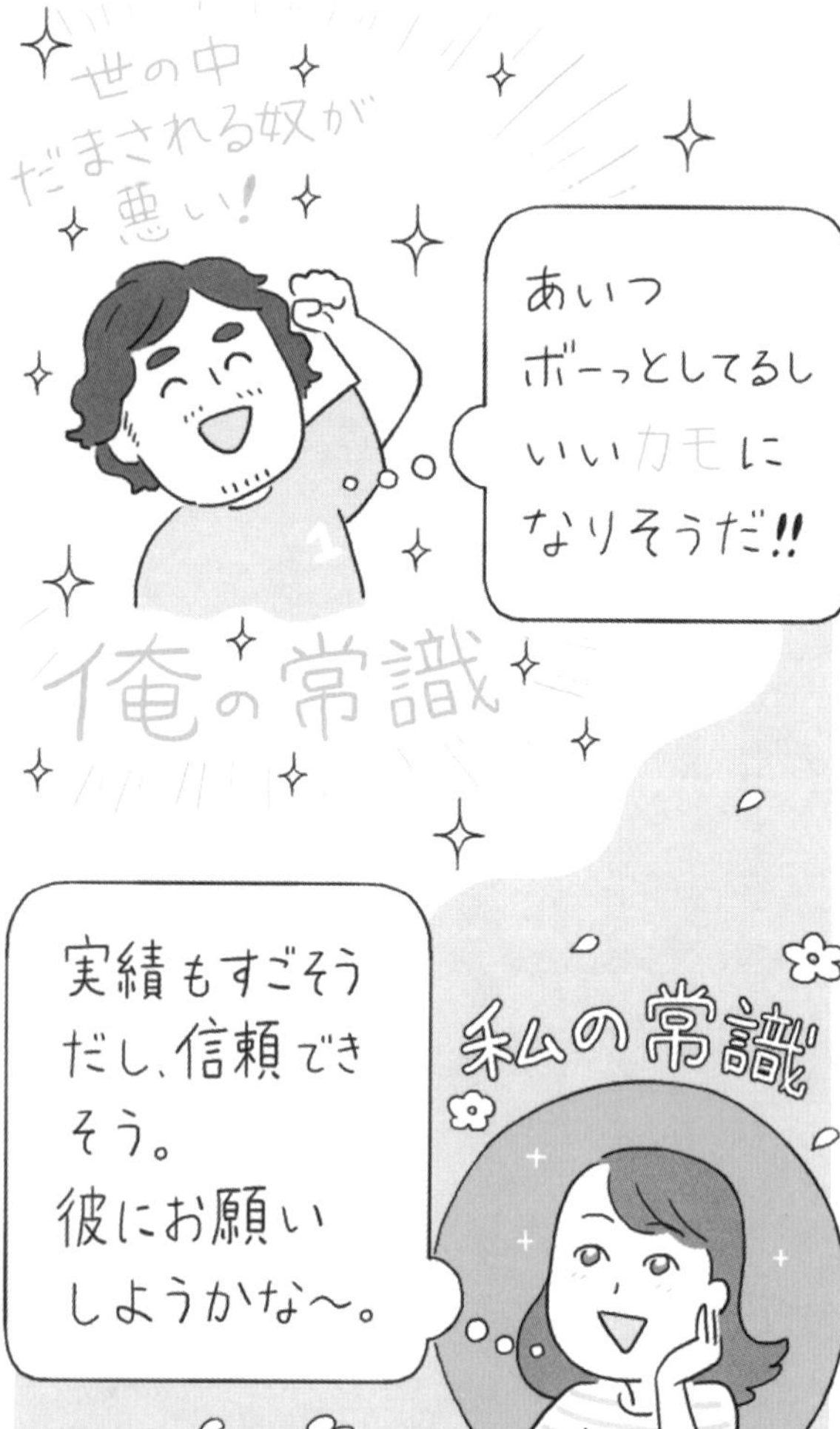

POINT

世の中には平気で他人をだまそうとする人間がいる。相手が自分と同じ価値観で生きていないことを知ろう。

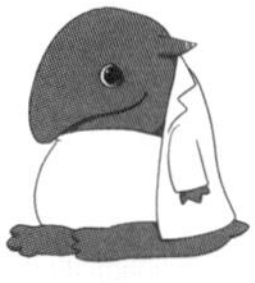

習慣 18

「あの人さえいなければ！」を捨てる

「あの人さえいなければ」と思う話は、よくありますね。

・会社のプレゼンで、自分でなく同僚の案が採用された
・部活の憧れの先輩が自分の同期と付き合い、結婚した
・福引で自分の前の人が一等を当てた
・自分の子どもと成績は変わらなかったのに、ママ友の子どもがいい学校に受かった

こんなときに「あの人さえいなければ」と思う人はいます。

しかし、比較する対象の「あの人」が仮にいなかったとしても、自分にチャンスが舞い込んできたとは限らないという現実は、きちんと見ておきましょう。

・別に同僚がいなくたって、戦略を正しく練れば、次のプレゼンでは自分の案が採用され

るかもしれません
・部活の憧れの先輩の目の前に同期がいなくても、先輩はそもそもあなたに目もくれないし、結婚だってしないんじゃないでしょうか
・この先、先輩よりもずっと素晴らしい男性と出会う可能性はあるし、福引どころか、高額の宝くじが当たることだってあるかもしれない

未来の「いいこと」を実現する努力をせずに、現状で人に「負けた」ような気持ちになって、そんなところにばかり目を向けて辛くなる。

それでは永遠に辛い毎日から抜け出せません。

自分が辛い原因を他人のせいにする限り、永遠に続く底なし沼になってしまうのです。「幸」という字と、「辛」という字は、構造上横棒が一本入るかどうかの違いしかありませんが、実際の世の中でもその通りに、受け取り方一つで「幸せ」が「辛い」になってしまうことも簡単だし、逆に「辛い」を「幸せ」にすることは、意外に簡単なことだったりします。

それなのに自分の凝り固まった価値観が、一本の棒を足すに等しい「ちょっとした物の

見方を変えること」すら拒み、楽観的に物事を考えることを非常に難しくしています。

人生において経験する多くの「勝った」とか「負けた」とかは、すべて自分自身のつくり出した幻影との脳内戦争に過ぎません。

冷静に考えて、その勝敗を決めているのは誰ですか？　自分自身ですよね？

そんな幻影はとっとと捨ててしまいましょう。

POINT

人生における「勝った」「負けた」という思いは、すべて自分がつくり出した幻影。

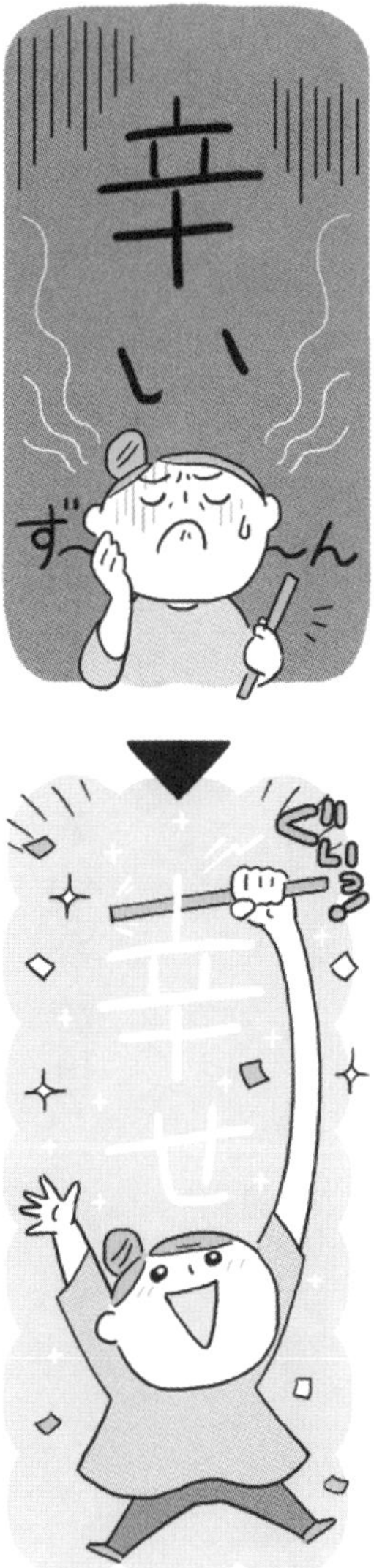

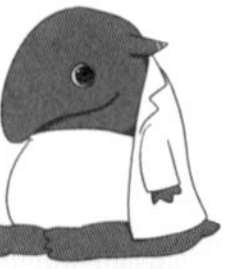

習慣

19

人生において一番大切なのは、あなた自身と知る

精神科医をしていると、家族間の深い闇を抱えている方々と、よく出会います。

深刻な問題に**「搾取子（さくしゅし、さくしゅご）」**と言われるケースがあります。聞き慣れない言葉かもしれませんが、「搾取されるための子ども」という意味です。

たとえば、一組の夫婦の、最初にできた子どもが障害者だったとしましょう。親は子どもに付きっきりになり、トイレから食事まで相当な苦労を強いられます。

そこでもう一人、子どもをつくるケースは比較的よくあるそうです。

理由は三つあります。

一つは何も考えずにできてしまったケース。

もう一つは健常な子どもを、最初の子どもの代わりにしようとするケース。

最後に、自分たちが死んだ後に、障害を持った子どもの面倒を見てもらうために子どもをつくるケース。それぞれ問題は抱えますが、**搾取子となるのは三番目のケース**です。

生まれてきた子どもは、人生のレールを完全に決められて過ごします。

これらの人びとは、人生に大きな悩みを当然抱えます。

友達や周囲の人とあまりに生活が違いますから、「こうせねばならない」という常識が周りと大きくズレており、心が悲鳴をあげてしまうことはよく起こります。

ある日「不眠症」だという初診のKさんが来られました。

その方は、「障害を持ったお姉さんのために、毎月10万円を工面して家計に入れ続けないといけないのに、最近夜全く寝られなくなり、朝も起き上がれなくなってしまったんです」と言いながら、涙をボロボロ流していました。

眠れず、会社も休みがちになり、アルバイトも行けない、収入の八割程度に当たる10万円を必死に家に入れ続けてきたけれど、それでも足りないと貯金を取り崩し、維持できなくなって「とにかく寝られるようにしてください」と当院を受診されました。

話をよくよく聞くと、別に親に「10万円絶対家に入れなさい」とは言われていない様子でした。私は一旦仕事を辞めて、心身共に回復するまでは、お金を家に入れることを止めましょう、と提案しました。しかしKさんは「それじゃ私の生きている意味がないんです」と、やっぱり泣きながら訴えます。

でも、この状態では薬で寝たって回復できないことは、火を見るよりも明らかでした。Kさんは「自分は障害のあるお姉さんのためにこの世に生まれたから、親が死んだ後は一人でお姉さんを支えていかないといけないし、そうしないと生きている価値が自分にはない」と心から信じていました。しかし今その「生きる価値」を維持できなくなり、でも死んだらもっと役に立てないし、と思い悩まれていました。人は、その人の人生を生きるために存在しているのに、この「自分の生きる価値」の設定は、本当に救いがありません。

ここで「私は、自分の人生を生きるんだ」と家を飛び出せる力があればいいのですが、ずっと「お姉さんのために生きなさい」と言われてきたKさんは、すでに自分の存在意義が「姉を養うこと」になっているので、「自分のために生きる」ということは、もう頭のどこにも存在しないのです。

実際、調子を崩してしまったのも、その責任が果たせていないことからでした。

あなたはこのケースで、悪いのはやはりこのKさんだと思いますか？

過去は変えられない、現在も変えづらいけれど、未来は変えることができる

結局、**何事にも必要なのは「自分を許すこと」**だと私は思います。

このKさんの場合も、精神科医のせいにしていいから、とにかく1回、休んでもらうしかありません。「今、自分は精神科医に仕事を休むように言われたせいで姉のための援助

ができません」ということにして、その間に少し休憩して自分自身の人生について考えてもらうことにしました。

別にお姉さんのために何かをするのは止めませんが、生きる意味の大半をお姉さんのために設定してしまっていると、お姉さんが何か不測の事態で亡くなった場合、その後どう生きていくのかすらわからず迷子になりかねません。

だから、やはり**その人の人生はその人が主役であり、自分を最優先にすることを自分自身に許さないといけません。**

「最優先にすべきは、自分の人生なんだ」ということに気づけたら、改めて、そのうえで無理のない範囲で、自分はお姉さんに何ができるのかを考えられるようになればいいのです。

人は過去を変えることはできないし、現在もなかなか変えづらい。

でも、未来は変えることができます。

精神科医だけに限らず、誰かの何気ないひと言で、考え方の軸が大きく変わることはいくらでもあります。

ただ、そこで変わったことを「悪いこと」と拒絶せず、受け入れ、よい方向に向かうことを、自分に許してあげてください。

自分の未来を変えることの言い訳に医者が使われて、誰かの心がラクになるのは、医者の私からすれば本望ですし、本書だって、そうした言い訳を皆さんにつくっていただくために書いています。

ですから、**辛い未来だけを見なくてはならないという呪いから、勇気を持って抜け出してください。**

自分を大切にして、「バク先生が『休みなさい』とか『面倒くさいことは避けなさい』と言っていたから」と、一旦休憩することを自分に認めてあげてください。

結局、**あなたの人生において一番大切なのは自分自身**なんだと、まずそのことに気づいてほしいのです。

POINT

生きづらさをラクにするために必要なのは「自分を許すこと」。

おわりに

あなたの人生に勝ち負けというのは、一切存在しません

この本を概ね読まれた方はもうおわかりかとは思いますが、**あなたの人生に勝ちや負けという概念は実は一切存在しません。**

あなたはあなたのルールで「勝ち」「負け」を勝手に想定し、一人で勝ってもいないことに喜び、負けてもいないことに嫉妬や妬みという感情を抱いて、イライラと日常を過ごしているだけです。

自分で決めた勝ち負けの世界から脱出できることを知り、そんな土俵からは素早く降りてしまう勇気を持ちましょう。

誰も、あなたの決めた勝敗の基準で生活していないことに気づいてください。

自分の心から生まれてきた「負けて悔しい」という感情は、自分で自分の首を絞めて「考えているフリ」をしているだけ。

完全なる時間の無駄！　ということはもう十分にわかったと思います。

そもそも、あなたが勝ち負けを判定している相手がどんな人間なのか？

それすらもあなたは勝手に仮定し、思い込みで一喜一憂していませんか。

勝手に生み出した「他人の価値（感情）」を相手に独り相撲をして、感情に波風立てるなんてバカみたいです。

そんな架空の辛い戦いはさっさと放棄し、自分自身のこれからの人生を誇り高く生きていきましょう。

これから、今から。

人のためでなく、自分のために生きてください。

それにはまず自分を知り、自分を認め、自分を褒め、自分を許しましょう。

それが、あなたの人生をスタートラインに戻すために必要な心のあり方なのです。

大丈夫、必ずうまくいきます。私は、心からそう信じています。

著者

［著者］

バク@精神科医

元内科の精神科専門医。中高生時代イジメにあうが親や学校からの理解はなく、行く場所の確保を模索するうちにスクールカウンセラーの存在を知り、カウンセラーの道を志し文系に進学する。しかし「カウンセラーで食っていけるのはごく一部」という現実を知り、一念発起し、医師を目指し理転後、都内某私立大学医学部に入学。奨学金を得ながら、勉学とバイトにいそしみやっとのことで卒業。医師国家試験に合格。当初、内科医を専攻したが、医師研修中に父親が亡くなる喪失体験もあり、さまざまなことに対して自信を失う。医師を続けることを諦めかけるが、先輩の精神科主治医と出会うことで、精神科医として「第二の医師人生」をスタート。精神科単科病院にてさまざまな分野の精神科領域の治療に従事。アルコールなどの依存症患者への治療を通じて「人間の欲望」について示唆を得る。現在は、双極性障害（躁うつ病）や統合失調症、パーソナリティ障害などの患者が多い急性期精神科病棟の勤務医。「よりわかりやすく、誤解のない精神科医療」の啓発を目標に、医療従事者、患者、企業対象の講演等を行う。個人クリニック開業に向け奮闘中。うつ病を経験し、ADHDの医師としてTwitter（@DrYumekuiBaku）でも人気急上昇中。Twitterフォロワー4万3000人。本書が初の著書。

発達障害、うつサバイバーの
バク@精神科医が明かす
生きづらいがラクになる ゆるメンタル練習帳
――そこそこ幸福に生きる40のコツ

2021年８月24日　第１刷発行
2022年６月23日　第３刷発行

著　者――バク@精神科医
発行所――ダイヤモンド社
〒150-8409　東京都渋谷区神宮前6-12-17
https://www.diamond.co.jp/
電話／03･5778･7233（編集）　03･5778･7240（販売）

装丁&本文デザイン―喜來詩織（エントツ）
イラスト――ナカニシヒカル
校正――――鷗来堂
編集協力――中川賀央
企画協力――ランカクリエイティブパートナーズ
DTP･製作進行―ダイヤモンド・グラフィック社
印刷――――加藤文明社
製本――――加藤製本
編集担当――高野倉俊勝

ISBN 978-4-478-11277-9